The Way to Samadhi

ヨーガの極意

ヨーガスートラを体験するために

The Secret of Yoga

小山一夫

BABジャパン

ヨーガとは
自らの夢と理想を実現するためのとても有効な道具です。
マズローの説く自己実現とは多少意味が違いますが
私はその様な理解をもってヨーガを受け止めています。
一流のアスリートに、芸術家に、そして学者になりたいなど
自分が思い描く夢や理想は、単に願うだけでは実現できません。
それに必要な努力と継続する為の精神力が要求されるからです。
ヨーガは、まさに理想追求に臨むあなた自身を
強力にサポートするでしょう。

人間は、脳が肉体と精神をコントロールしています。
つまり脳の開発なくして心身のバージョンアップは望めないのです。
ヨーガには心身を進化させる多くのテクニックが用意されています。
それは脳と肉体に生理学的な作用を直接的に及ぼすだけでなく
パワーの裏づけのあるモティベーションを生むことでしょう。

あなたは先ず自分が何をしたいのかを考えることです。
そしてその夢や理想を実現するために
どのような能力が必要なのかを知るべきです。

ヨーガは、人間の能力を最大限に発揮させるだけでなく
自分自身でも気づかない潜在的な力を呼び覚ますことでしょう。
ですから自身のバージョンアップに伴って
夢や理想もまた常に変わる可能性があり
だからこそ人生は希望に満ちているといえるのです。
人間の器とは、自分自身が「これ以上はだめだろう」と
自らにあきらめを持ったときに決まるものなのです。
自分の可能性を疑わないこと。
自分の能力を限定的に決めつけないこと。
今日よりも更にすばらしい明日を生きるために。

前書き

21世紀に私たちはどのような時代を迎えるのでしょうか。
激しく移り変わる世界と社会、環境に
どう向かい合ってゆけばよいのでしょう。
不安と恐れに苛まれたまま、生きてゆくしかないのでしょうか。

最後に頼れるのは自分しかいません。
私たち自身が強靭な体力と明晰な頭脳を以って
困難に打ち勝ってゆくしか方法はないのです。
依存と盲信で救われるような安易な時代はとうに過ぎています。
今必要なのは、まさに
現実的かつ実効力のある科学的な脳力開発の技法なのです。

過剰ともいえる情報の渦の中でサバイバルしてゆくには
優れた脳力が要求されます。
知識教育だけでは脳の開発は不可能です。
そこでは特殊な技術が必要であり、それを裏付けるのは
緻密な脳の制御、強靭な体力と解放された意識なのです。

クンダリーニとは
人間に宿る強力なエネルギーであり
人類の進化を促進し
意識を解放すると共に飛翔させる絶大なるパワーです。

人類進化の条件は
まさに「脳の進化」に他なりません。
それはつまりクンダリーニの覚醒による新たな意識の獲得と
高度な知能の開発です。

火の呼吸メソッドの特殊な技術によって
クンダリーニの精妙な生命エネルギーは
脊髄の中枢を経て脳に至ります。
これにより、脳細胞の活動レベルが飛躍的に高まり
意識は著しく拡張します。
クンダリーニは全ての人間に具わる潜在的エネルギーであり
進化への最後の鍵なのです。
これがシステム化され広く採用されるならば
人類は確実に次のステージへとステップアップすることでしょう。
脳の潜在力の発現こそが、21世紀に於いて
人類の主たるテーマとなるに違いありません。

古代の科学ヨーガは
当初人間の潜在能力を発現させる精密な技術でした。
しかし宗教に取り込まれたために
現在に至るまでその本来の輝きを取り戻すことができずにいます。
私は、ヨーガを宗教から離別させ
信仰に基づくマントラ、儀式、戒律等をすべて排除し
中国の叡智とタントラを取り入れることで
独特なヨーガ・メソッドを開発しました。

本書では、そのメソッドのさまざまな可能性と共に
完成へのプロセスと、進化へのカリキュラムについて詳解します。
優れた脳がもたらす「意識の解放と真の自由の獲得」こそ
ヨーガとタントラが目指している世界なのです。

目次

第1章 ヨーガのアイデンティティ

1．ヨーガの語源

ヨーガという言葉の意味は
一般に「結ぶ」、「合一」などと説明されています。

ヨーガ研究の大家として知られる佐保田鶴治博士の著書によれば
“馬と馬車を繋ぐ事”（「ヨーガ根本経典」P25）
が語源になっているようです。
ウパニシャッドには、先生のご指摘のように
「アートマンを車主と知れ。肉体を車、覚を御者、意を手綱と心得よ。賢者たちは、もろもろの知覚器官を馬とよび、諸知覚に対応する諸対象を道路とよんでいる。」（P28カタ・ウパニシャッド3・3-4）
と、あります。

つまりヨーガの意味する「結ぶ」という対象は
このウパニシャッドの記述にひとつの答えをみることが出来ます。
でも実際にはそんなに簡単な結論ではありません。
30年近く前になりますが
この佐保田先生の御本を読んだ時に
まず「何と何を結ぶのか」という本質的な疑問を持ちました。
もちろん、このウパニシャッドの答えも説得力のあるものですが
アートマンとは何か、覚とは何か、意とは……
と考えを詰めてゆきますと
どんどん迷宮に入ってゆくようで、とても難しくなります。

これはヨーガのアイデンティティに関わる重要なテーマです。
それだけに、深く考えれば考えるほど沢山の答えが浮かびます。

ですから言葉を操るだけでは、容易に結論が得られるものではなく
たとえいくつか結論めいたものが浮かんだとしても
実践を通しての体験的な確認がどうしても必要になります。

私も様々な答えを用意したのですが、どれもが正解に思えました。
消去法で消し去るには惜しいというか、各々納得のいくものでした。

ただ、ものには然るべき順序があります。
つまりその多くの答えに、何らかの基準で
序列をつけることが出来るわけです。
そこで約30年かかって自分なりの答えを出したのが
後述する「観の階梯」と「５種類のムスビ」です。
つまりBody、Mind、Spiritの３つの分野で
それぞれのムスビを確立してゆくわけです。

＊参考文献
「ヨーガ根本経典」
「ヨーガの宗教理念」
「解説ヨーガスートラ」
「ウパニシャッドからヨーガへ」
以上、平河出版刊。佐保田鶴治著

2．ヨーガの定義

ヨーガという言葉は
かなり古い時期からさまざまな文献に登場していますが
佐保田博士の著書によれば、次のようになります。
(「ヨーガの宗教理念」P212)
① ターイティリーヤ・ウパニシャッド……仏陀以前。
② ダートゥパタ……紀元前4世紀頃。
③ ダンマパダ（法句経）……紀元前370年以前。

まず①についてですが、博士は
「いろいろな理由から推して、ヨーガは何か宗教的・精神的な心術
または性格を表す語と解することができる。」
と書かれています。次に②では
「ヨーガにサマーディ（三昧、定、瞑想）という意味があることが
指摘されている」
そして③は原始仏典のひとつですが
ここでも三昧や定という意味合いで使われているとのことです。

つまり
釈迦（紀元前463—383年、同560—480年等諸説）の時代
既にヨーガは何らかの行法を備えていたと推測できるわけですが
それは文献的にも裏付けられています。

釈迦と同時代に成立したと思われるカタ・ウパニシャッドでは
ヨーガは次のようにかなり明瞭な定義がなされています。
「五つの知覚器官（眼耳鼻舌身）が意（思考器官）とともに静止し、
さらに覚（理性、高次の精神的な意識器官）も働かなくなった時、
人はこれを至上の境地という。ところで、このように心の諸器官を
固く抑止することを、人びとはヨーガと見なす」
(「ヨーガの宗教理念」P213、6・10-11)

これはヨーガスートラ（紀元５世紀頃）の冒頭で語られる
「ヨーガとは心の作用を止滅することである」（1-2）
にそのまま通ずるわけですが
文献の成立時期を比べますと、ヨーガスートラは
カタ・ウパニシャッドよりも数百年後世になるので
当然といえば当然だと思います。

しかしながら、この様に
「心の作用を止滅する」のがヨーガの定義とされている一方で
やや異なる意味合いもあるようです。
博士もそれについて次のように言及されています。
『インドの古典語サンスクリットで、ヨーガ（yoga）という名詞はユッジ（yuji「つなぐ」「結び付ける」）という動詞から来たことばであるから、ヨーガには「結合」という意味がある。それで今日ではヨーガ行法を説明する時には「自分と神を結び付ける方法である」「人間の行為と思想の生活が全面的にかれ自身の存在の根本と調和する状態である」などと説かれる。こういう説明は全く当たっていないとはいえないが、歴史的な根拠のある説明とはいえないのである。』
『ヨーガということばの最も古い意味は「馬を車につける」（英語のyokeはその名ごり）ということである。ヨーガということばが「つなぐ」「むすぶ」などの意味に使われたのは第二次的な適用なのである。』（「ヨーガの宗教理念」P213〜214）

そして博士は結論として
カタ・ウパニシャッド3-4を引用しながら、ヨーガという行法名が
その語源の「馬を馬車につなぐ」から「むすぶ」に発展し
そこから制御の意味合いが生まれたと指摘しています。
ウパニシャッドとは、サンスクリット語で書かれた奥義書で
およそ200以上あるといわれていますが
仏教以前に存在したものから16世紀に作られたものまであり
成立した時期もまちまちです。

整理しますと
ヨーガの最も古い意味は「馬を車につける」であり
具体的な技術として、馬の動きを制御するという意味合いから
「五感や思考のはたらきをコントロールして、雑念妄情を止めるところの心理作用を示す」(「ヨーガの宗教理念」P214-215)
ようになったということです。
ここに於いて
その二次的な意味合いである「繋ぐ」「結ぶ」為の技術が
要求されることになります。
つまり、何かと何かをムスぶ事で「心の作用を止滅」させる
という意味から、この二つの異なる概念に接点ができたわけです。

そのような理由から
この「ムスビ」を如何にして有効かつ確かなものにしてゆくか
が、ヨーガの技術的課題となりました。
そして幾多の年月を重ねながら
ヨーガに数多くの技法が生まれたわけですが、それは
心身を制御することが如何に難しかったか
を、表しているように思います。
なぜなら「ムスビ」とは、沢山の要素を複合的に連関させ
特定の目的ごとに臨機応変に対応することを要求するからです。

博士によれば
「ヨーガの行法は、仏教以前、紀元前6世紀頃には体系化していたと見てよいだろう」
とのことですので、それ以降の文献に
具体的な定義や理論、行法の内容が出てくるのは
当然のことだといえます。

このような古い文献を見ますと
時代を感じさせない高度な内容が沢山目につき
改めて驚きを覚えます。

科学の進歩に目がゆきますと
どうしても温故知新を忘れそうになりますが
少なくともこの分野に関しては
古代の智慧はその輝きを失っておらず
むしろ文明に毒された現代よりも
ある部分進んでいたように思えます。

さて、ことばの定義などどうでもよいではないか
という意見もあるでしょう。
「あれこれ考える前に汗を流せ！」という方もいるかも知れません。
しかしながら、ヨーガを完成させる場合
ヨーガが何を目指していたか？
どのような道程と手段でゴールに到達しようとしていたのか？
を、知ることは不可欠なのです。
そしてその最初のテーマこそ「ヨーガの定義」であり
その「意味と目的」を明らかにすることなのです。

ところで、定義や目的もさることながら
言葉の発音に大変神経を使われる方がいらっしゃいます。
ですが私自身はそのようなことはほとんど意に介しておりません。
ヨーガがヨガでも、クンダリニーがクンダリーニでも
構わないと思います。

そういうと厳しい眼で睨まれるかもしれませんが
例えば目の前の林檎をリンゴと呼ぼうが、アップルと呼ぼうが
質的には何も変わらないのです。
アップルと呼んだ瞬間に質的な変化が起こり
林檎の味が良くなるわけでもありません。

ただ学問的な研究はいつの世でも必要だと思いますので、
発音に拘る方が居られてもそれはそれで結構なことだと思います。

もっともインド思想の大家である中村元博士は
「日本語の長母音とサンスクリット語の長母音とは必ずしも同一ではない」と述べ、ヨガという表記に対して
「必ずしも目くじら立てて非難する必要もない」とし
ヨガでも構わないというスタンスのようです。
その理由として、そもそも
「日本語のカナでインド人の発音を正確に音写することは困難であるから」(「ヨーガとサンキャの思想」P345)
と説明しておられます。

私としては、ヨーガを言葉の上で学問的に追求することより
あくまでも「気づきと実践」を通して
短期間にマスターすることの方に主眼がありますので
特に発音に拘る気にはなりません。
そんなことよりも、「つなぐ・むすぶという技術」を
どのようにして体得するかの方が遥かに大事なのです。

〈参考〉

＊「御者が馬をよく馴らしたように、おのが感官を静め、高ぶりをすて、汚れのなくなった人－このような境地にある人を神々でさえも羨む。」(「ダンマパダ」第７章94)
このダンマパダ（法句経）でも「馬」を使って比喩されています。
前述のカタ・ウパニシャッドに従えば
馬は「知覚器官」(眼耳鼻舌身）で
御者は「覚」(理性、高次の意識器官）ということですから
手綱（意）を使って制御することによって
「感官を静め、高ぶりをすて」るわけです。

＊「実に心が統一されたならば、豊かな知慧が生じる。心が統一されないならば、豊かな知慧がほろびる。生ずることとほろびることとのこの二種の道を知って、豊かな智慧が生ずるように自己をととのえよ。」(「ダンマパダ」第20章282)

この解説として中村元博士は、次のように説明されています。
「心が統一され－yoga.原始仏教もヨーガを認めていたのである。ヨーガとは『結びつける』という意味で心を散乱させないように一つの対象に結びつけることである。しかしそれは後代の曲芸のようなハタ・ヨーガとは異なっていた。」

釈迦は、悟りを目指して、各地の仙人を訪ね
遍歴を重ねながら、難行苦行に身を投じたのですから
当時行なわれていたヨーガ技法を当然知っていたわけです。
ですから釈迦が一時的でもヨーガ修行者であったという考え方は
決して間違ったものではないと思います。

＊参考文献
「ヨーガとサンキャの思想」
「古代思想」
「ゴータマ・ブッダ」Ⅰ～Ⅱ
「ヴェーダの思想」
「ウパニシャッドの思想」
「思想の自由とジャイナ教」
「原始仏教の成立」
「仏弟子の生涯」
「原始仏教の思想」Ⅰ～Ⅱ
「空の論理」
「ヴェーダーンタ思想の展開」
「インドの哲学体系」Ⅰ～Ⅱ
以上、春秋社刊。中村元著
「ブッダのことば」
「ブッダ最後の旅」
「ブッダの真理のことば・感興のことば」
以上、岩波文庫刊。中村元著

3．ヨーガの起源

多くのヨーガ関係書では
ヨーガの起源をインダス文明に想定していますが
これはあくまでヨーガに対する好意的な想像からの見解です。
インダス文明は紀元前2000年頃栄えたといわれていますが
その古代の遺跡から
足を組んで坐っている人間（神？）の印章が見つかっています。
その人物像を、坐して瞑想しているヨーガ行者だと想像する方々は
それをもってヨーガの起源だと考えているわけです。

しかしながら
この幾つかの印章がヨーガの起源の証拠だと断定するのは
いささか安易ではないかと思います。

なぜなら
インダス文明で使われていた文字もまだ解読されていませんし
座っている人が何をしているのか判別するのも困難だからです。
佐保田博士は
「ヨーガの起源をどこに求めるか」（「ヨーガの宗教理念」P211）
という題で、次のように述べておられます。
「学者の中には、ヨーガの起源をインド・ゲルマン時代やインダス文明のような紀元前2000年以前の太古文化に求めようとする人がいるが、これは(1)の立場からの起源論であって、ヨーガの起源という問題の過度な拡大解釈というべく、歴史的回答は何も出てこない。」

この(1)というのは、博士が同書P211に於いて
“ヨーガの起源を考える際の視点”
としてあげている次の３点の最初のものです。
(1)　ヨーガ行法の内容になっているいろいろな所作や呪文や観念の起源をたずねる場合

⑵　それらの諸要素が組織立てられてヨーガとよばれるに至った時期を問う場合
⑶　さらにその行法体系がある哲学理論に裏づけられてヨーガ学派となった時代を問題とする場合

確かに⑴のケースは世界各地で散見することができますので
これをヨーガの起源と結びつけるのは適切ではないと思います。
いろいろな意見があってよいわけですが、ヨーガを愛するあまり
過剰な想像に判断を委ねるのは考えものだと思います。
結論としては、佐保田博士がおっしゃるように
「ヨーガの行法は仏教以前、紀元前6世紀頃には体系化していたと見てよいのであろう。」（「ヨーガの宗教理念」P216）
ということで構わないのではないでしょうか。

ところで岸本秀夫博士の「宗教的神秘主義」によれば
「ヨーガという言葉自身が、かかる行法を示す意味で、文献上に見え始めたのは、そう古いことではない。ヴェーダには、その意味での用法が全くない。古ウパニシャッドの中にも、一ヶ所を除いて、殆ど、それが出てこない。これは、著しい事実である。」（P81）
「リグ・ヴェーダの終期頃から、タパス（tapas）という言葉が散見する。本来は熱という意味の言葉である。それが転化して、肉体的苦行に耐える行法を指すこととなった。苦行の総称と見てよい。それには、さまざまな超自然的な性質が附加されて、呪術的な性格を帯びている場合も多い。諸家の見解は大体一致して、ヨーガ的行法の前身を、ここに認めている。」（P82）

この古ウパニシャッドの中における唯一の用例とは
前述のターイティリーヤ・ウパニシャッドの記述ですが
そこでは具体的な説明はありません。
「信念はその頸なり。正義は、右腕なり。真実は左腕なり。ヨーガは、軀幹なり。強大は、その座なり。」（P83）
これが文献上ヨーガという語が始めて確認できる最古の記述です。

ところでこのタパスですが
これがヨーガ的行法の前身ということになりますと
ヨーガのアイデンティティを考える上で重要な意味を持ちます。
つまりヨーガ的行法は
熱エネルギーの制御から始まったと推測してもよいのではないか
という仮説が導き出されるのです。

もしその仮定通りならば、ヨーガのルーツは
フィトネスやストレッチのような単なる体操レベルのものではなく
エネルギーコントロールそのものがヨーガの本質であり
その目的を達成する為に
2000年以上かけて多くの技法が編み出されたと考えられます。
そして後に、根源的なエネルギーを意味するクンダリーニや
チャクラの理論が、ヨーガの主要テーマとなるのも頷けます。

この様にヨーガの起源について考える方が
インダス文明の発掘で発見された印章が瞑想するシヴァ神で
そのシヴァ神への信仰がヨーガのルーツに深い関係がある
と解釈するよりも、ずっと手応えがあると思います。
その様な理由もあって
私は例の印章にこだわる気にはなれないのです。

＊参考文献
「宗教的神秘主義～ヨーガの思想と神秘」
原書房刊。岸本秀夫著

４．ヨーガの目的

一般の方々がヨーガに対して何を期待されておられるか
もちろん様々な答えがあると思います。
例えばダイエット、ボディメイク、アスリートの能力ＵＰ等
主に肉体的なトレーニングとしての印象が強いようですが
実際には、ヨーガは幅も奥行きもかなり広く
脳をテーマとする技法なども多くあります。
ヨーガの古典として知られる「ヨーガスートラ」を見ますと
次の様な階梯が説明されています。

１．五禁戒（yama）ヤマ
２．五勧戒（niyama）ニヤマ
３．坐法（asana）アーサナ
４．調気《じょうき》（pranayama）プラーナーヤーマ
５．制感（pratyahara）プラチャーハーラ
６．凝念《ぎょうねん》（dharana）ダーラナ
７．静慮《じょうりょ》（dhyana）ヂャーナ
８．三昧《さんまい》（samadhi）サマディ

最初の２つ、ヤマとニヤマについては
宗教的な要請なのでとくに必要な要素ではありませんが
ヨーガを真に志す場合には、
アーサナからサマディまでを深く追求することが求められます。
ダイエットなどの美容目的や日々の運動の一環として行なうなら
３の座法から５の制感までで充分でしょう。
もしもアスリートとして世界の舞台を目指す場合は、さらに
静慮が必要となりますが、それでもサマディは必須ではありません。
ヨーガを始めるときには、そこに何を求めるかによって
やるべき事は当然異なります。
ですから自分自身がどうなりたいのか
どのような能力を身につけたいのか
それをまず考えるべきでしょう。

5．ヨーガとストレッチの違い

ヨーガでは、まず始めに性力を徹底的に強化し
そのエネルギーを精力、生力へと昇華させてゆきます。
クンダリーニやチャクラへの適切な働きかけが必要となりますが
それは特殊な内観の技術によって可能となります。

ヨーガにおける内観とは、観察と集中を意味します。
具体的には、体液、骨格、臓器、脳、神経系、内分泌系等を
特殊な方法で観察し、集中するものです。
ヨーガがストレッチやフィットネスと違う点は
まさにこの内観の有無であり
それはヨーガの重要な要素であるチャクラとクンダリーニの制御に
極めて密接に繋がります。

ところでこの内観は容易に修得できるものではありません。
呼吸法やポーズの形を練習するだけでは
まず体得できないと思ってよいでしょう。
なぜなら内観は体系化された特殊な技術であり
段階的に整理しながら学ばなければ正しく身につかないからです。

ヨーガにはたくさんの流派がありますが
私はこの内観の技術は、ヨーガを練習する上で
すべての流派の方々に必ずや役立つものと思います。
気持ちのよい汗をかいてヨーガを楽しむのも素晴らしいことですが
ただ形を作ってよしとするのではなく
より高みを目指して、質的にも飛躍されてください。
内観の技術は、単なるイメージの世界ではありません。
確かな手応えのある、適切な体感を伴ったものなのです。
私はこの内観の充実したムスビの状態を
瑜《ゆ》伽《が》之練体と名付けています。

６．心身の使い方と造り方～瑜伽之練体

ヨーガに於いて「ムスビ」は最も重要なテーマです。
私はそれが実現できた状態を瑜伽之練体と呼んでいますが
それにはまず次の５つの要素を考えなければなりません。
１．インナーマッスル系　(動きの連動性)
２．呼吸系　(呼吸と肉体の連関)
３．循環系　(体液の制御)
４．神経・内分泌系　(脳と肉体とのムスビ)
５．エネルギー系　(１～４までを連動させる)
実は、ヨーガを行う上でこれらのムスビは不可欠な条件なのです。
内観の階梯については後で詳解しますが、この５種類が出来れば
ヨーガ技法の深みと素晴らしさを体験することが出来るでしょう。
それは流派の違いを超えたヨーガの原理そのものです。

クンダリーニＪＰでは、この重要な５種類のムスビについて
効果測定を伴ったとても優れたカリキュラムを用意しています。
ヨーガのアイデンティをより確実なものにするためにも
ぜひ修得されることをお奨めします。

この瑜伽之練体は
ヨーガ初心者から指導者の方まで必ずや役立つことでしょう。
なぜなら、ヨーガの形を学ぶことを目的としているのではなく
その質をどう理解し、体得するかをテーマにしているからです。
従って、この講座では通常のヨーガメニューは殆ど行ないません。
ヨーガの枝葉ではなく、本質を学ぶ為のカリキュラムなのです。
ここで５種類のムスビについて、その概略をご説明しましょう。

① インナーマッスル系　(動きの連動性)

このムスビはヨーガのポーズをとるときに大変役立ちます。
なぜならこのムスビのないポーズのとり方では
ヨーガ本来の効果を満足に得られないからです。

たとえば筋肉がリキんで緊張していますと、血管を圧迫します。
それだけでも循環系のムスビを損なうわけですから
外から内へ向けて筋肉を締め付ける方法で骨格を固定し
アーサナのポーズを造るのは賢明ではありません。
そこでは、アウターマッスルよりも
インナーマッスルでポーズを作ることが求められるのです。

たとえばアスリート系のメニューでは
ポーズをとるだけでもかなりの筋力を使うように思いがちですが
骨格を内観して、それぞれのパーツを一つひとつ結んでゆきますと
苦しかったことが嘘のように、比較的楽にできるようになります。
このムスビは、他のムスビの前提条件にもなりますので
流派を問わず、ヨーガを志す方であれば
ぜひ修得されることをお勧めします。

② 呼吸系 （呼吸と肉体の連関）

肉体の動きと呼吸を連動させる方法には2種類あります。
それは簡単に言うと、呼吸の流れに沿って体を動かすか
それとも体の動きに合わせて呼吸をしてゆくかの違いです。
つまり肺と骨格のどちらに視座を置くかという事です。
それはチャクラとクンダリーニの理論とも技術的に関係しています。
これはヨーガの原理的な部分の相違なので
全く同じアーサナをやっていても、得られる効果が違ってきます。
通常ヨーガではほとんど話題にされませんが
その原理的な違いを正確に認識していませんと
適切な内観も出来ませんので、私は
インナーマッスル系のムスビの次に大切なものだと考えています。

ヨーガにはたくさんの呼吸法がありますが
通常それらは外呼吸としての側面ばかり強調されており
ヨーガの主題である内呼吸については
あまり意識されていないようです。

もしも呼吸法の目的を外呼吸に置くのであれば
ヨーガにおける30種類以上の呼吸法は不要でしょう。
なぜならラジオ体操の深呼吸でも
血液中に十分な酸素を取り込むことが出来るからです。

フィットネスやストレッチ程度の効果で満足するならば
ラジオ体操の延長線上でも構いませんが
折角ヨーガを学ぶのであれば
より深い理解に進んで頂きたいと思います。

ところで外呼吸は
常に何らかの内呼吸とリンクするものでありますから
特に気にしなくてもよい、という意見もあるかもしれません。
しかしながら内呼吸の制御は、ヨーガにとって重要な要素なのです。
それが各技法とどのような係わりを持つかを知ることは
ヨーガそれ自体のレベルを大きく左右します。

なぜ内呼吸を制御するのか？
どのようなメカニズムで内呼吸に影響をもたらすのか？
それらを知らずにヨーガの呼吸法を行うのでは
呼吸法の持つ真の価値に気付くことはできないでしょう。

後述しますが、ヨーガ上達の成否は振動の制御にかかっています。
ヨーガでは、目的別に様々な波（振動）を用いますが
呼吸筋は体内外に振動を起こす重要なアイテムのひとつなのです。

振動の起点、波及方向、リズムと強度等をプログラムすることで
より実効力のある内呼吸の制御をはかるわけです。
また、同じく振動の元となる体内操作や内観と組み合わせる事で
より複雑な制御が可能となりますので、その結果
呼吸法は多様に分岐し、さらに高度なものとなります。

それぞれの目的に即した有効な振動への要求が
長い年月をかけて数多くの呼吸法の技術を生み出しました。
期待される振動の種類の数だけ
呼吸法が考案されたと考えるべきでしょう。
それはまた、アーサナ、マントラ等と組み合わせる事によって
さらに大きな効果を引き出されてゆくことになります。

もし呼吸法が
外呼吸を目的とした程度の大して意味のない技法であるならば
歴史の中で淘汰されていたことでしょう。
人間は生まれたその瞬間から
誰に習うこともなく外呼吸をきちんとしているわけですから。
ヨーガでは常に「何故？」という自問が必要です。
それなくして上達はありません。

〈ヒント〉　呼吸力の測定

ヨーガに於ける呼吸力の強さとは
単に肺活量が多いということを意味するわけではありません。
もしその程度でよいなら
オペラ歌手やアスリートは皆呼吸力が強いことになってしまいます。

ヨーガに於ける呼吸法とは
外呼吸よりも内呼吸の制御が主題となりますので
その意味からすれば
呼吸力とは振動を制御する力そのものを意味します。
振動を制御する力とは
単に大きな振動を作り出す力ではありません。
私はよくアクセルとブレーキに喩えて説明するのですが
この両者をバランスよく持つことが大切なのです。

アクセルしかない車であれば
例え交通量のない道でも恐る恐る徐行で運転するしかありません。

いつ何が起きるかわからないので
思い切りアクセルを踏めないでしょう。
それでは車のパフォーマンスはほとんど発揮されません。
つまり確実なブレーキがあるからこそ
安心してアクセルを踏めるわけです。
呼吸法は振動、つまり波を作り出す技術なのですが
単に作り出すだけではなく、自己の制御下で
自在に、抑えたり、誘導できなくてはならないのです。
それでこそ呼吸法は
最高のパフォーマンスを発揮することができるのです。

2006年3月に東京歯科大学に於いて
複数の大学の教授方の立会いのもと
呼吸力の測定試験をして参りました。（月刊「秘伝」2006年6月号）
これは一応打撃力試験の形式を取っていますが
標的までの距離をゼロセンチにしたり、2～3センチにしたり
また足の位置を固定して動かさないなど
体の動きをほとんど制約した状態での試験でした。
つまり中国拳法の発勁に類似した打撃法を
科学的に検証しようというあまり例のない試みなのですが
結果としてかなりの衝撃力を確認できました。
ここでそのデータの一部をご紹介します。

表：打撃による衝撃力測定実験

距離	肘	掌底
寸勁	451	325
零勁	342	169

・寸勁は約3cmの間隔からの打撃
・零勁は接触した状態からの打撃
期日：2006年3月15日
場所：東京歯科大学　単位：kgw

これまで漠然と語られてきた呼吸力も科学的に測定することで
その真のパワーを明らかにすることができました。
呼吸法は振動を作り出す技術ですが
それは単なる思い込みではなく
はっきりとした数字で計測できるものなのです。

それは体内で作り出した波を体外に放出することによって
科学的に確認することができます。
もし呼吸法をマスターしたというなら
せめてこの位の呼吸力を獲得して欲しいと思います。
宗教的な誤魔化しはここでは全く通用しないでしょう。

③ 循環系 （体液の制御）

循環系のムスビは、内呼吸つまり細胞呼吸に深く関係します。
初心者は最初に、肉体の任意のポイントについて
意思の力で血管を広げ、血液を集中させることで
内呼吸を促進させる練習をします。
これが出来ませんと、アーサナはただの体操にしかなりません。
内呼吸の制御は、まさにヨーガの本質的な要素のひとつなのです。
これが瞬時に、かつ自在にできる様にならないと
ヨーガ本来の素晴らしい効果を得ることはできません。

ヨーガの様々なポーズは
その形から特定の部位に負荷がかかるように作られています。
形が正確に出来ていればそれでいいという考え方もありますが
私はそうは思いません。
ヨーガでは、脳と肉体のムスビをブロードバンド的に確立する事で
意思が肉体を制御することを初期の課題としています。
それは単に特定の部位に生理的な反応を起こすのが目的ではなく
ヨーガ理論の根幹を成すチャクラとクンダリーニの覚醒に
直接的に繋がるものであるべきなのです。

アーサナの形をとるだけで間接的に生理的反応が起きるのを待つ
というのでは、ヨーガ本来の視点から言えば十分ではないのです。
「脳が肉体をコントロールする」事を目的としているわけですから
適切な内観によって内呼吸を促進するとともに
それぞれのアーサナに対応するチャクラ、そしてクンダリーニを
自在に制御することが求められます。

つまりアーサナは
本来内観を補助するのがその役割なのです。
形がメインではなく、内観がメインでなければならないのです。
その内観技法のひとつが
体液制御を目的とする循環系のムスビ＝細胞呼吸法です。

広義の内呼吸では、酸素と共にグリコーゲンを必要とします。
もしもその供給ルートが適切に確保されていないと
内呼吸は満足に行なわれません。
ですから内観によってその目的とする部位に血液を注ぎ込み
それによって内呼吸を加速させることが求められます。
それは各チャクラに適切な反応を起こすためにも
不可欠な要素なのです。

ところで
人間の血管を一本に繋げるとどの位の長さになるかご存知ですか。
驚くことに、９万キロメートルにもなるそうです。
これはなんと地球を２周半回る程のもの凄い長さに相当します。
血液循環という言葉を軽々しく使うのを躊躇する程のレベルですが
ここで考えなければならないのは、血液の組成と血管の状態です。

全身に張り巡らされた毛細血管は
太さがわずか７ミクロンというとても細い血管です。
髪の毛が100ミクロンなので、その14分の１程度になります。
ところがこの毛細血管の中を流れる赤血球や白血球の大きさは
それぞれ８ミクロンと10〜15ミクロンなのです。

両者共に毛細血管の内経よりも大きいのですが
なぜ流れることができるかというと
血管の弾力と血球の変体能に支えられているからです。

結論を言えば
血液がサラサラで、血管に弾力があれば
血流は正常な状態になるわけですが
もしも、中性脂肪値とか血糖値が高い血液や
睡眠不足やストレス過多の日常ですと
血液の組成や血管の状態に悪い影響が出ます。
結果として血流が損なわれることになりますので
ヨーガに際しては、食事やストレス、睡眠などに留意することが
その修得の前提条件になるのです。
その上で循環系のムスビに取り組みませんと
努力が報われないという残念な結果になるでしょう。

ところで食事についてですが、巷間
玄米食や完全菜食主義等がさも健康法のように言われていますが
私はとても賛成できません。
食物にはそれぞれ特有の性質があり
それは人間の体質に大きな影響を与えます。
ですから自らの体質をよく認識した上で
体質上のバランスをとるのに役立つ食事内容を心掛け
ヨーガのメニューもそれを意識したものでなければなりません。
つまりヨーガに取り組む際には、骨格の歪みを矯正すると共に
まず体質の偏り（偏差）を是正することが求められます。
体質に合わない食事法や不適切なアーサナ等は
偏りや歪みを増長させる事はあっても改善には全く役立ちません。
この辺りはあとで詳解したいと思います。

④ 神経・内分泌系 （脳と肉体とのムスビ）
私はヨーガのメインテーマは脳だと考えています。
なぜなら脳が肉体と精神を支配しているからです。
その意味で、この脳と肉体のムスビは
ヨーガ完成に直結するとても重要な役割を担っています。

ここでは脳の肉体への命令系統を
神経系と内分泌系のふたつの視点から捉えることで
その連関（リンケージ）のブロードバンド化を目指します。
それは、チャクラの制御と密接に関係するだけでなく
クンダリーニの覚醒にも大変役立ちます。

ヨーガには
脳と肉体のムスビをより確実なものにするために
数百種類の特殊な技法が用意されています。
これらは精密な理論に裏付けられた画期的なメソッドであり
具体的でとても有効な脳力開発法だといってよいでしょう。

でも、脳と肉体のムスビは、簡単には出来上がりません。
なぜならそれらのメソッドを練習する際に、他のムスビ同様
技法の型以前に身につけておくべき基本技術が必要だからです。

アーサナなどの型の練習を繰り返すだけでムスビを修得するのは
現実問題として大変難しいことなのです。

もちろん沢山の時間をかけて、並々ならぬ努力を積み重ねながら
形の反復を通して、本質に迫る、という考え方もあるでしょう。
私も当初はそのようにして練習していました。
しかしながら、もしもその原理を知るならば
必要とされるべき努力はより軽減され
修得に至る時間も当然のように短縮されるのです。

⑤ エネルギー系（1～4までを連動させる）
特定の手順に従って前述の4種類のムスビを連動させますと
方向性を持ったある種のパワーが生まれます。
これを純化し、さらにひとつの「うねり」として高め
エネルギーの流れを自在に制御するのがこの5番目のムスビです。

ヨーガでは、効果測定の方法があまりないために
これまで「思い込み達人」が少なからずいました。
身体が柔らかくなり、難しいアーサナが出来れば
それで達人になったように誤解するわけですが
ヨーガスートラやハタ・ヨーガ・プラディーピガーにもあるように
形ができるようになる事は、スタートラインに立つに過ぎません。
実際には、そこからが長い道程なのです。

そこで私は、これら５種類のムスビが出来ているかどうか
客観的に判定するための試験方法を数十種類開発致しました。
ですから自分が今どのレベルなのか、なにが課題なのか
自ら知ることができます。
中国拳法の意拳や太気拳で
站椿や立禅などの内功法を大事にするように
私はこの瑜伽之練体の技術を
火の呼吸メソッドの根幹として、時間をかけて指導しています。
なぜなら、そこにこそヨーガの本質があるからです。
それはマニュアル化されたセットメニューの反復によってではなく
特殊なトレーニングによって獲得されるものなのです。
まさに多くの気づきと深い洞察力に裏付けられた極意そのもの
だと言ってもいいでしょう。

真の奥義や秘伝とは
アーサナ、マントラ、ムドラーといった型にあるのではなく
その「質」つまり止と観の用い方にこそあるのです。
ですので技法をコレクションして喜んでいるようでは
ヨーガは上達しません。

7．ムスビの達成

さてここまで５種類のムスビの概略をご紹介してきましたが
私はそれぞれについて大変精密な練習方法を考案しました。
それは、短期間にヨーガを完成させるために何が必要なのか？
を、追求した答えのひとつでもあります。

長い年月練習に励んで
老人になった頃ようやくヨーガをマスターしたとしても、それでは
そこで得た能力を実社会で役立てる期間があまりに短すぎます。
私は熱心に練習にいらしている方々に対して
「３～５年でヨーガを卒業し
限られた人生をより豊かなものにすべく
ヨーガで得た能力を実社会で縦横に発揮して下さい」
と常々申し上げています。

ヨーガを宗教的に捉えて
戒律や信仰に励んでもムスビは達成できません。
なぜならヨーガは確かな技術の修練によって身に付くものであり
ムスビは特殊な練習と気づきによって獲得するものだからです。
つまり何かを拝んで得られるような低レベルのものではないのです。

ところで厳格な戒律や信仰を維持し続けるには
大変強力な「心の作用」が必要になります。
でもヨーガは「心の作用の止滅」を目的としているわけなので
そこには根本的な矛盾があります。
ですからヨーガに信仰を絡めるのは
その意味からも得策ではありません。
「信仰を捨て去れ」という釈迦の言葉の意味を
もう一度考える必要があると思います。

8．内観の意義と階梯

ヨーガには数多くの大変優れた技法があります。
しかしその為に、あたかも技法のコレクターのようになってしまい
長年懸命に努力しても、枝葉を追いかけるばかりで
肉体的鍛錬の域を脱しないようなケースが少なくありません。

ヨーガを練習しながら、ストレッチや有酸素運動と何が違うのかと
疑問をもたれた方もいることでしょう。
もし後述する有酸素系フィットネスレベルで取り組むのならば
その疑問はさほど的を外れてはいないと思います。
どんなにヨーガを練習しても、適切な内観を伴わなければ
それは筋力や心肺機能を鍛える程度の効果しかないからです。

ヨーガには無数の呼吸法やメディテーション、アーサナがあります。
しかしながら、それらは本来
内観を容易にするための補助的な技術に過ぎません。
それはヨーガ成立以来の過程を見ても明らかです。
ヨーガのもつ真の価値を求めるのであれば
どのようなやり方でなければならないのか。
ここではそれについて検討したいと思います。

極論を言えば、もし観に秀でている方ならば
坐って自然に呼吸するだけで、ヨーガを究める事ができるでしょう。
この場合、外見的にはただ座っているようにしか見えませんが
実際には本書で説明するような複雑なプロセスを以って
観を行なうことになります。
ですから、単なる技法のコレクターになるのではなく
その原理を真摯に探求する事こそ、道を極める為の近道なのです。
表面的な知識（情報）の量を増やす努力だけでは
その本質に迫ることはできません。

ではヨーガの階梯について具体的に解説することに致します。
まずエクササイズについてですが
最初は外筋でアーサナの形を作り呼吸法を行ないます。
(慣れてきたら外筋ではなく出来るだけ内筋で形を作ります)

これはこれで、体幹を充実させ、呼吸筋を鍛え
内分泌系を活性化させるなどの優れたトレーニングになりますが
私に言わせれば、ヨーガ本来の価値には程遠いと思います。
例えば他のトレーニング等でも方法によっては代用可能ですから
ヨーガでしか効果が得られないレベルとは言い難いわけです。

それ故私は
ヨーガの技術レベルを次の様に４段階に分けています。
もちろん、ヨーガの技法や、そのやり方についての分類ですから
全てがヨーガであることには違いありませんが
質的にみてその違いはかなり大きいのです。

１．有酸素系フィットネスレベル
２．一般ヨーガレベル
３．本来のヨーガレベル
４．高度なヨーガ・レベル

「有酸素系フィットネスレベル」
ポーズや呼吸法などの体の運動だけを練習している段階。
ヨーガ的な内観を伴わないので、フィットネスやストレッチ、有酸素運動などで得られる効果と大差ない。

「一般ヨーガレベル」
ポーズや呼吸法などを練習しながら、全身の血流、肺と肺胞、呼吸筋などを内観する。それによって呼吸に対する理解が深まり、心身の安定にも役立つことだろう。

① 肺（全体と肺胞）の拡大と収縮を内観

はじめに呼吸に合わせて拡大と収縮を繰り返す肺と、それに連動する胸郭の動きを内観する。それがよくわかるようになったら、次に肺胞レベルの内観に進む。

② 呼吸筋等のインナーマッスルの内観

火の呼吸や他の呼吸法を行なう際に、横隔膜をはじめ呼吸に必要なインナーマッスルがどのように運動するかを内観する。
ヨーガを西洋型運動理論と組み合わせて有効に利用できるのは、この辺りまでだろう。ここから先はむしろ上達の足を引っ張ることになると思う。スポーツに役立たせるのが目的ではなく、ヨーガを真にマスターしたいのならば、運動生理学の知識は必要最小限にとどめた方がいい。そこに拘ると間違いなく上達が遅くなり、先に進むのが難しくなるだろう。

「本来のヨーガレベル」

前者に加えて、特殊な意識の使い方（骨格・臓器・インナーマッスルなどへの内観）が伴う段階。
練習中のみならずリラックスの間も指定された内観をしっかりと行なうようにする。形と呼吸は各チャクラ等を活性化させるための誘発剤として位置付けて行なうとよい。
このレベルでは、アウターマッスルではなくインナーマッスル主体で行なうこと。また、各チャクラに対する練気を重視する。

③ 太陽神経叢の内観（血液と神経）

臓器や骨格、筋肉などの内観にある程度習熟したら、次は太陽神経叢の内観に移る。これは腹部の血液と神経の動きを繊細に観察することでマスターする。

④ 各チャクラ（肉体レベル）の内観

太陽神経叢の内観ができたら、そこで生み出された丹田の熱塊を用いて、それを各チャクラ（１～３番）で増幅するように、下から順に内観をかけてゆく。
この際には各種の高度なバンドゥつまりボディロックが必要になる。行気の練習にもなるので正確にかつ念入りに行なうといいだろう。(できれば良師に師事する事をお薦めする)
例えば火の呼吸はクンダリーニ・ヨーガの代表的な呼吸法だが、このレベルまできたら次の段階に進むために徐々に火の呼吸を卒業しなければならない。

〈練気とは何か〉
練気とは、「気」を特定のポイントに集中させ、その周辺域を個別の目的に従って練成する技法をいう。ヨーガの殆どのエクササイズはこの練気を伴うと考えていい。
〈行気とは何か〉
行気とは、体内の気（エネルギー）を意識の力や体内操作によって特定のポイントに誘導する技術を言う。ヨーガの殆どのクリヤはこの行気を伴うと考えていい。

ヨーガは深奥に近づくほどシンプルで穏やかな技法になってゆく。火の呼吸もなくなり徐々に汗もかかなくなるので、何となく物足りなく感じる方もいるだろうが、本質に迫るにつれより繊細にそして絶妙なバランスが要求される。
ヨーガをやる以上、徐々に量よりも質の向上を心掛けて欲しい。勿論最初の１～２年は相当な努力が要求されるだろう。数多く用意されたセットメニューも簡単ではないと思う。だが、次の段階に進むには別のアプローチが必要なのだ。最初のドアの鍵では次のドアを開けることはできない。

「高度なヨーガ・レベル」

エネルギーの循環や制御が主題となる段階。このレベルになったらヨーガを熟知した指導者の注意深い経過観察が必要になるので独習は困難だ。そのような直接指導が受けられないならば、第３段階の「本来のヨーガレベル」までとした方がいいだろう。

⑤　中枢神経の内観

人間の神経系には3種類ある。中枢神経系は脳と脊髄をいい、頭部と体幹に位置している。この中枢神経系と連結する末梢神経系は全身に分布し、また脊髄に沿って脊髄神経を枝分かれしている。脊髄神経が複雑に絡み合ったポイントを神経叢といい、ヨーガ理論上の各チャクラの位置に対応している。自律神経系は心拍、呼吸、分泌など生命活動のベースとなる機能を管理している。これは更に交感神経と副交感神経に大別される。

ここでは、その中枢神経系を微細に内観する。

脊髄呼吸とでも言おうか、まさに脊髄をひとつの呼吸経路として用いる感覚で練習をはじめると良い。④で各チャクラの内観を練習したが、この段階では脊髄にスシュムナー（主要なナーディ＝気道）を想定し、クンダリーニのエネルギーを活性化させる。先の④では、熱エネルギーを使ってチャクラを刺激したが、ここでは神経系の働きをメインに据える。脊髄が太くなってゆく感覚を明確に得ると共に、各チャクラの充実感を確認できたら次の段階に進んでよい。

⑥　内分泌バランスの統制とチャクラの内観

一般にチャクラを説明する際に、臓器、部位、神経叢、内分泌などをグルーピングして各チャクラに配することが多いが、⑥では内分泌をテーマとして内観する。ここでは特に6～7番のチャクラに対する練習がメインとなる。脳と肉体のリンケージをブロードバンド化することが必要であり、6～7番のチャクラを以って、1～5番を如何に制御するかがここでの課題となる。これがある程度達成されれば、あれこれと体を動かして行なうメニューは必要なくなる。

ところでハタ・ヨーガがラージャ・ヨーガの前段階の予備的な修行とされている理由は、まさにここにある。佐保田博士も、アーサナ、プラナヤーマ、制感などはヨーガの本命ではなく、外部の部門だと言われているが、いつまでもアーサナに頼っているようではそれ以上先に進むことはできない。

9．原理原則を大切に

「千招を知るをおそれず、一招に熟するをおそれよ。」
招というのは、技という意味です。
これは中国武術の世界で言われている格言なのですが
つまり本当に極意をつかむ為には
千の技を覚えるよりも、一つの技に習熟し
その根本原理を把握して、自在に使いこなせるようになりなさい
ということです。

これはヨーガに於いても同様です。
技法のコレクターのようになってしまいますと
結局、本質的な部分を理解することなく
大成できずに終わってしまいます。

火の呼吸メソッドには、実に数多くの技法がありますが
順序としては、最初に段階的な幾つかのセットメニューを通して
呼吸法やムルバンドゥなどの基本的な技法を練習し
次に、内観をしっかりと身につけていろいろな内的体験を得
その後に様々なメニューに進むのが、修得への早道だと思います。
それはまさに「一招に熟する」ことを意味します。

一招に熟するならば
つまりヨーガの内観に習熟するならば
その後多くのエクササイズ、メディテーションなどを学んだ時に
短期間でその意味や原理、本質を理解することが出来ます。
もしも逆のルートで、「千招を知る」ことを優先してしまいますと
結局、何倍もの年月が必要になります。

なぜならヨーガの多くの技法を学習する事によって
つまり、千招を知る過程で、間接的に内観を得ようとしますと
たくさんの時間が必要になるからです。

クンダリーニＪＰでは
この考え方をベースとして、現在
内観の修得を重視したカリキュラムを組んでいますが
既に火の呼吸や他流派をある程度体験されている方々に対して
ヨーガのエッセンスといえるこの特殊な内観技術を公開しています。
それが瑜伽之練体と細胞呼吸法の講座なのです。

ヨーガに於いて「一招に熟する」とは
まさに瑜伽之練体を得て、内観の達人になる事なのです。

〈ヒント〉　流派の優劣について

いつも思うのですが、ヨーガの流派に優劣はありません。
もちろん自分が修行してきた流派に対しては
当然それなりの思い入れはありますが
それでも流派による優劣はないと思います。

たとえば
ヨーガには数多くの技法がありますので
人生の多くの場面でとても役立つのは間違いないのですが
長所はえてして短所となるものです。

つまり技法の数が余りに多い為に、その表面的な所に眼がゆき
単なる技のコレクターになってしまう人が少なくありません。
言うまでもなく、それではヨーガの実力は身につきませんし
各技法の秘めている効力も得られないでしょう。
本人としては、達人になったかのように錯覚するかもしれませんが
実の所は根本的な理解がないままに
年月を重ねる事になります。

以前より申し上げているように
私は技のコレクションに走った方で大成した人を知りません。

技法が少ない場合には
その一つひとつを磨き上げてゆく事で
いつしか完成に至ることができますが
反対に技法の数が多い場合には
原理原則部分の理解を深めなければ
まず大成できないと思います。
そこがひとつの大きな落とし穴なのです。

そこでいつも思うのですが
流派によるヨーガ技法の違いなど、大きな問題ではないのです。
なぜなら流派の優劣ではなく
ヨーガを修行する人に優劣があるからです。
どの流派であれ、繊細な感性と内観に優れた方であれば
その流派の道筋を通してヨーガの奥義を極める事ができるでしょう。
柔道と空手のどっちが強いかと
興味本位に論争しても余り意味はありません。
柔道であれ、空手であれ、真剣に修行を積んだ方々は
皆さん強者になれるのです。

ヨーガについても同じだと思います。
つまり流派に関係なく「どれだけ内観に習熟しているか」が
レベルを計るバロメーターなのです。
体が柔らかくなり、複雑なアーサナが出来ることが進歩の目安なら
たとえば、新体操の選手やバレリーナならば
一度もヨーガをやったことがなくとも、本を片手に半日練習すれば
おそらく殆どのアーサナができるようになるでしょう。
数千年間にわたって聖者たちが命がけで修行し
師伝によって代々大事に守り伝えられてきたものが
わずか半日でマスターできるような
そんな程度のものだとは、とても信じたくありません。
ヨーガと、フィットネスやストレッチとの違いはどこにあるか
その答えは、まさにヨーガの本質に係わるものなのです。

ところで、宗教的な悟りについて
その到達点が同じであるとの意見をしばしば耳にしますが
果たしてそうでしょうか。
私には、とてもそのようには思えません。
求める対象や質が異なれば、当然到達点も異なるはずです。
ですから過去の歴史のみならず現実の世界情勢を見ても
神仏の名に於いて夥しいほど沢山の血が流されてきたのです。
殺生を禁ずるはずの宗教が
それこそ幾度となく条件付きでその戒律を自ら反故にしてきました。
その事実は如何なることがあっても
歴史から消し去ることはできないでしょう。
それは到達すべき山の頂きが同じでないことを
証明しているように思えます。

一方ヨーガについては流派の違いはあっても
概ね同じ連峰を目指しているような気がします。
もちろんそれぞれの頂きの何合目まで到達できるかは
個々の資質や技術レベルにもよりますが、いずれにしても
ヨーガの定義などについて学術的な研究が進んだ結果
ある程度の共通した認識ができてきた事が背景にあると思います。
もちろんヨーガが特定の宗教に密着して
その信仰を支える手段のようになってしまいますと
ヨーガそれ自体のもつ本来的な目標がすり替わってしまいますので
この限りではありません。

「自在神への祈念によっても、無想三昧に近づくことができる。」
(1-23)
このようにヨーガスートラでも自在神への祈念に言及していますが
佐保田博士の言うように、これは
「ヨーガの本命ではない」(「ヨーガ根本経典」P86)
とのことです。

〈コラム〉　ヨーガと神秘体験

これ迄多くのヨーガ修行者達が神秘的な体験を報告していますが
幾つかの例外は別として、私はその多くが
酸欠などによって引き起こされた脳の諸現象に過ぎない
と推測しています。
ここではそれらについて原因の面から推測すると共に
神秘体験と神秘的体験の相違についても考えてみます。
もちろん異論のある方も多いことでしょうが
ここではあくまでも私の個人的な見解としてお読みください。

実際ヨーガを練習してゆくと様々な出来事があります。
稀に神秘体験に類するものもありますが
多くは大脳生理学や深層心理学などとの関わりによって
ある程度推測を交えながら説明が出来るものです。

ヨーガを修練する上で、以下のことに気をつけるならば
従来型の神秘的体験の類は相当部分無くなるに違いありません。
私はそれがヨーガ本来のあるべき姿だと思いますし
ヨーガが盲目的な信仰の道具として
神秘のベールに包まれて扱われるのは好ましくないと考えています。
・呼吸の停止を原則として10秒以上継続しないこと。
・５秒以上の呼吸停止を伴うバンダ等を過剰に行なわないこと。
・呼吸を極端に遅く行なわない事。
思いつくままに３点ほど並べてみましたが
その理由は脳の酸欠状態等に深く関係します。

始めに断っておきますが
ここで日本語の各語彙の定義をとやかく論じるつもりはありません。
ヨーガに於ける神秘体験と神秘的体験の違いを
具体的に説明したいだけです。

実際のところ、ヨーガ、気功、武術或いは宗教などをやっていると
一見摩訶不思議な内的体験に遭遇することが少なくありません。
皆さんもその手の話題を少なからず耳にした事があると思います。
でも多くの場合
幻覚というか、又は単なる脳の酸欠や異常放電現象等によって
引き起こされた作用に過ぎないと推測してよいと思います。
このような類の体験を私は神秘的体験と呼んでいます。

しかしながら一方で
神秘的体験の発生する要件を満たさない稀有な体験もあります。
私はこのケースを前述の神秘的体験と区分する為に
あえて神秘体験という言葉を使っているのです。
科学の延長線上で、いずれ徐々に解明されてゆくとは思いますが
確かに神秘体験は稀有なケースとして起こりうるのです。
その現象は一定の条件下で、静寂と平静状態のうちに
あるレベル以上の人達に共通して起こることが確認されており
決して特定の一人だけとかではありません。
この場合の一定の条件とは
前述の神秘的体験を引き起こす諸条件とは一線を画します。
つまり後述するような単なる脳の酸欠状態や
視覚のマジックなどに起因するものではないのです。

１．臨死体験～光体験・幽体離脱・異空間体験など
はじめに臨死体験に係わる様々な報告を検証することで
神秘的体験への誤解の一端を明らかにしたいと思います。
何故臨死体験をテーマにするかはこの項でご理解頂けるはずです。
これまでに報告されてきた臨死体験の特徴としては
・様々な光を見る。
・身体から出て自分を見る。
・仏やイエスなどの信仰の対象を見る。
・花畑、小川、或いは異次元世界等を見る。
・亡くなった人達を見る。

臨死体験した人達は凡そ以上の様な体験報告をしています。
しかしながらそれをもって
死後の世界は、宗教観を越えて同じだ
などと結論付けるのは早計です。
そこで臨死体験を引き起こす原因について考えてみます。

人体には
臨死体験を引き起こす共通したメカニズムが組み込まれています。
多くのケースでは、まず心肺機能が極端に低下し
それに伴って血中酸素濃度が著しく落ちることになります。
これは直ちに脳の酸欠状態を招くわけですが
酸素を断たれたニューロン細胞は
脳の奥から外へ向かって異常放電を引き起こします。
それが脳の側頭葉に及んだとき
このような臨死体験現象を起こすことになるのです。
側頭葉は記憶の貯蔵庫として知られていますが
その部分が電気的な刺激を受けることによって
記憶が引き出されるわけです。

カナダのローレンシアン大学のM・バーシンガー博士は
人工臨死体験実験で知られています。
側頭葉に非常に微弱な電磁波を当てる事で
人工的な臨死体験現象を多数確認しました。

例えば、側頭葉のシルヴィウス溝に刺激を与えると
被験者は魂が身体から抜け出るような感覚になりました。
また、それに付随するかのように、様々な光体験をもたらし
人の顔や姿などが見えたという報告をしています。
また民族や宗教の違いによって
"出てくるイメージがイエスであったり
他の宗教の教祖や偶像の場合に分かれる"とも言っています。

この事でわかるように
いわゆる臨死体験報告にある諸体験は
脳の酸欠状態がもたらす異常放電に起因するものなのです。

カナダの神経外科医であるワイルダー・ペンフィールド医師は
さらに興味深い報告をしています。
1920～1950年代にかけて1132人に脳手術を行った処
その手術の過程で脳の幾つかの場所に電流の刺激を与えると
患者は心理的な経験を呼び覚ます事を発見しました。
つまり患者はそこにないものを見たり、聴いたりしたのです。

2.シャルルボネ症候群～記憶から引き出された幻覚

シャルルボネ症候群とは
正常な人が見る幻覚として知られています。
世界中で数百万人が体験しているそうなのですが
その実際についてはあまり周知されているとはいえないでしょう。
ここでは記憶が幻覚等に深く係わっている事実について
確認したいと思います。
このシャルルボネ症候群は、視覚入力のない部分を
脳が記憶情報の一部を用いて補おうとする事によって起こります。
トップダウンの情報が、記憶から逆流し
視覚エリア内で実際の入力情報と結びつき
幻覚現象を起こすのです。
前項の臨死体験の検証の際にも書きましたが
我々が「見る」ためには必ずしも見る対象は必要ではなく
感覚器官から仮に情報が入らなくとも
夢や幻覚等の知覚の再構築は容易に起こりえます。
感覚器官からのデータは、脳内で一定の処理がなされ
そのデータを解釈する事により初めて知覚する事が出来るのです。
つまり知覚が外界の何かを示していたとしても
それは脳が再構築したものに他なりません。

視覚情報はまず
モザイク型の情報として電気的な信号に変換されます。
そして後頭葉へ情報入力され、次に脳の各所で分析にかける為に
視覚イメージは、主として、分析に必要な５種類の情報に分けられ
単純化されていきます。

その５種類とは、色、輪郭、形、奥行、動きです。
これらは別々に処理され後で再ビルドアップされるのです。
このように視覚情報がモザイク処理されたり
必要な情報だけを選択し単純化された結果
視覚情報を再構築する際にどうしても欠落する部分が生じます。
そこでそのままではイメージの再構築に不備がおきる為に
視覚は記憶の助けを借りる事になるのです。
視覚情報が前頭葉で大脳皮質の記憶とマッチしイメージ化される
これは視覚エリア内での驚くべき相互作用だといえるでしょう。

我々の見ている世界は
ある部分記憶によって都合の良いように歪められている
といっても過言ではありません。
つまり私の見ている光景は、必ずしも
貴方の見ているものと完全に一致するとは限らないということです。
また、強い先入観などがある場合
自分の望むイメージ記憶を無意識に脳が選択することがあります。

これによって例えば人物の背後などに人の顔や光を見るなど
様々な幻覚の類を経験します。
いわゆる霊能者の多くは、この症候群に属するらしいのです。

ヨーガの世界でも同様に
神秘的体験を強く求めれば求める程おかしな事になってゆきます。
故に私は眼を開けて見えるようなこの類の神秘的な映像は
殆んど視覚マジックだと思っています。

ですからその様な妄想を膨らませてしまうのは好ましくありません。
瞑想が迷想となり、どこかへ迷走してゆかないように
くれぐれも注意していただきたいのです。

参考文献

「ここまでわかった脳と心」集英社刊。imidas Special Issue
「脳の探求」無名社刊。S・グリーンフィールド著
「生存する脳」講談社刊。アントニオ・ダマシオ著
「意識する心」白揚社刊。D・チャーマーズ著
「脳と心の地形図」原書房。養老孟司著
「最新　脳科学」学研・世界科学論シリーズ。
「唯脳論」青土社。養老孟司著
「自己はどのように脳をコントロールするか」
　シュプリンガー・フェラーク東京。ジョン・C・エックルス著
「脳を究める」朝日新聞社。立花隆著
「心の分子メカニズム」紀伊国屋書店。大木幸介著
「脳＋心＋遺伝子　サムシンググレート」
徳間書店。養老孟司他著
「脳科学探検」日本能率協会。ロナルドコチェラック著
「手と脳」紀伊国屋書店。久保田競著

第2章 心身の制御法としてのヨーガ

ヨーガは、「夢や理想を実現するための道具」であり
「人生を豊かにするための有効なアイテム」です。
ですから人生の様々な場面で役立つように
私は、40種類以上の豊富な講座を用意しています。
そしてそれは今後も増え続けてゆくことでしょう。
現在、アスリート、武道家、芸術家、俳優、歌手、学者
実業家、学生等々多くの方々を指導していますが
夢や理想が異なれば当然ヨーガのメニューは違います。

たとえば、100メートル走者とマラソン選手では
同じ陸上競技でありながら、全く体型が異なります。
一定距離を走り、その速さを競うもの同士なのに
両者に求められる能力はかなり違います。
速筋と遅筋の筋肉の質的バランスや
心肺機能の発達のさせ方など、多くの面で異なる為
トレーニング方法も当然違うものになるわけです。
そしてその結果は外見的にも明白です。

ならば、芸術家と学者、実業家と歌手等々
異なる分野であれば、なおさら必要な能力は異なりますから
ヨーガのメニューが同じということはありえません。
俳優や歌手、オリンピック選手などの特殊分野については
私もマンツーマンで個人指導していますが
もし分野別にクラスを作ると
それこそ職業や種目の数だけ用意しなければならなくなるため
別の切り口でカリキュラムを組んでいます。
ここでその一部をご紹介しましょう。

1．火の呼吸で本番に強くなる

皆さんは努力が実らなくてがっかりしたことはありませんか？
練習では完璧に出来たのに本番でアガってしまいミスしたとか
模擬試験では楽に解けたのに
本番では緊張して暗記したものを思い出せなかったとか
用意周到に準備したのに
会議で硬くなってうまく説明できなかったとか
面接試験でドキドキしてうまく受け答えできなかったとか
いろいろ経験されているのではないでしょうか。

自分は何で本番に弱いんだろうと悩んでしまい
否定的な思いに落ち込んでしまうのは得策ではありません。

たとえば、普段の模擬試験では最高レベルにいながら
本番に弱いために何度も資格試験に落ちている人は
一体どうすればよいのでしょうか。
これからより多くの学習を積めば、合格できるのでしょうか。

私はそうは思いません。
なぜならその方はもうすでに十分に勉強しているんです。
隙間がないほど勉強し尽くした人に対して
それ以上の努力を求める事が解決の手立てだとは思えません。
ではどうすれば合格できるのでしょう。

この場合、彼に必要なのは
「本番に弱い」という要素を排除することではないでしょうか。
「本番に強くなる」ためには、実はテクニックがあるのです。
本番での失敗を避けるためにも
ヨーガの心身コントロール技術をぜひ修得されてください。
この有効な技法は、日常の様々な場面で
必ずや役立つことでしょう。

私の「強靭マインド講座」では、次の３つのテーマについて
本番に弱い原因とその解決方法を理論的に理解すると共に
それに対する具体的な解決方法を修得して頂きます。
１．緊張の解放～ストレスマネジメント
２．全局面で通用する集中力を鍛える
３．揺るぎない心～不動心
火の呼吸メソッドの優れた技法によって
実力を如何なく発揮し、人生の荒波に打ち勝って下さい。
このレクチュアがその一助になれば幸いです。

人生を左右する大事な場面で
如何にして実力を100％発揮できるか？
それは遥か昔から人間にとって大きな課題であったと思います。
火の呼吸メソッドは人生の様々な局面で
あなたを力強くサポートするはずです。

強靭なマインドは
あなた自身を存在の深奥から輝やかせるとともに
夢と理想を実現する為の力を与えることでしょう。

2．火の呼吸で幸せになる

「幸せになる」ために、これまで数え切れないほど多くの人達が
その方程式を捜し求め、そして提案し続けてきました。
神仏に祈って幸せになろうとするのも否定はしませんが
その様な宗教的な手法ではなく
もっとリアルで効果的な手立てはないのでしょうか？
よく言われるポジティブシンキングも充分ではありません。
なぜなら
その様な意識を教科書どおりに日常生活で保ち続けるのは
現実問題として中々困難だからです。

クンダリーニＪＰの開発した次のプログラムでは
セットメニューを覚える必要はありません。
特殊なエネルギーに包まれた「場」で
あなたに何が起こるか、何が訪れるか
つまり「体験」を得ることが目的なのです。
ですから同じタイトルの講座でも
その時々によってレクチュアーの内容は異なります。

熟達者を対象としたクラス（レベル２）では
各チャクラに対する負荷がかなり強い為
参加資格を限定していますが
下記のクラスでは
“時間をかけて穏やかに活性化させてゆく手法”
を採用していますので
健康な方であれば、どなたでも参加することが出来ます。
ハードなメニューではなく、多様な呼吸法を駆使して
少しずつチャクラを刺激する内容で構成されていますので
そこで起こるさまざまな体験を、思い思いに楽しんでください。

① ハートチャクラ活性化プログラム
人間関係のベースとなるべきは、真心だと思います。
穏やかで柔らかな心は
周囲の人たちの心を和ますことが出来ます。
では、争いの力ではなく、和の力を養うには
どうすればよいのでしょうか。
ヨーガでは精力（元気）を充実させ、そのパワーを使って
暖かな心と優しさを育む愛のセンター、つまり
アナハタ・チャクラを活性化させる事で
人との交わりを和やかなものへと導きます。

明るくイキイキとした「はこび」が出来るようになれば
自ずと同じ波長の人たちが集まってきます。
「はこび」とは、言葉、心、体の使い方を意味します。

これらが暗く澱んでいたらどうでしょうか。
誰が見ても元気で幸せそうには見えないでしょう。
一方、生気に溢れ、常に夢や理想を追い求める人は
とても魅力的であり、人を惹きつけるものです。
このレクチュアでは、精力（元気）を充実させ
そのパワーを使ってアナハタ・チャクラを活性化させます。

② 潜在意識制御プログラム
人間は行動の90%が無意識によって支配されている
と言われるほど、人生に於いて
この無意識の影響はとても大きいといえます。
ある部分、“無意識が運命を決めてしまう”
といっても過言ではないでしょう。
“幸福と不幸の選択権の多くは無意識が握っている”
と言い換えても、あながち間違いとは言えません。
生力つまり生きる力と、それを阻害する力の綱引きが
人生の禍福を左右します。

生力を高めることと、それを阻害する力を弱めること
運命を自らの意思で力強く切り開いてゆく為には
この両方の作用が必要になります。

ところが
それらは共に無意識の領域の影響を強く受けているために
なかなか思い通りになりません。
つまり無意識下のネガティブな要因が
気力を弱め、また生力を阻害しようとするからです。
このプログラムで公開するヨーガとタントラの技法は
意識の奥深いところに
もっとも効果的な方法で力強く働きかけます。
それは運命を改善するものといってもよいでしょう。
マイナス要因を減少させ
同時にプラス要因を増大させるこのプログラムは
きっと皆さんのお役に立てることと思います。

３．火の呼吸・脳力開発プログラム

書店に行きますと脳力開発本が沢山並んでいます。
でもそれらは満足できるだけの有効な技術を持っていません。
一体どれだけ役に立つのだろうかと、疑問ばかりです。
火の呼吸メソッドは、本来脳力開発がメインテーマなのです。
脳を活性化させるための技法がそれこそ何百とあります。
それらは過去に例のない画期的な技術です。
ＩＱ二桁アップを目指して、徹底的に脳を鍛えましょう！
これは各種試験等にも必ず役立つスペシャルメソッドです。

またアスリート、音楽家、学者等受験以外を目指す場合でも
脳力開発は積極的に取り組むべき重要な課題です。
人生を豊かにする為に、そして充実感を得るために
眠っている脳を覚醒させ、有効活用しましょう。

ところで
眠っている脳を目覚めさせるにはどうしたらよいのでしょうか。
今よりもっと頭が良くなればと願う人は少なくないでしょうが
先ず始めに良い頭とは何かについて考える必要があります。
その際のヒントとして、コンピューターを例に考えてみましょう。

コンピューターは脳の活動を模して作られたと聞いた事があります。
もちろん脳の方が遥かに複雑で繊細なのはいうまでもありませんが
脳の機能を考えるときに参考になるのは間違いないでしょう。

我々がコンピューターで何か作業をしようとする場合
ハードウェアとソフトウェアは必需品です。
このハードウェアは、ＣＰＵ、メモリー、ハードディスク等の本体
ディスプレイやプリンター等の出力機器
キーボードやマウス、スキャナー等の入力機器等
によって構成されます。

電気店で我々がハイポテンシャルな新製品を買おうとする時
出来るだけ早いクロック指数のＣＰＵを積んだ本体を選び
メモリーを目一杯増設し大容量のハードディスクを選択します。

人間でいえば、ＣＰＵの速度は頭の回転の速さに相当し
ハードディスク容量は記憶のキャパシティであり
メモリーは短期記憶にあたりますが
実はそれだけでは充分ではありません。
ウィンドウズのようなＯＳがなければ動かないからです。

ＯＳ（オペレーティングシステム）とは
ＷＯＲＤ等のアプリケーションを使う為に必要な基本ソフトの事で
それは各ハードウェアを管理し動かすための必需品でもあります。

年配の方ならご記憶のことと思いますが
ウィンドウズのデビューはかなり鮮烈でした。
なぜならその時
製品名の由来でもあるマルチタスクの便利性が
強くアピールされたからです。

そこで頭を良くする為には、少なくとも
１．頭の回転を早くする（ＩＱをアップする）
２．短期と長期の記憶力を高める
３．ＯＳつまり管理＆分析（分類と解析）能力を向上させる。
４．マルチタスク的な能力を身につける
５．判断や創造の素材としてのデータをたくさんインプットする
概ねこのような構図になるのではないでしょうか。

そこで具体的な方法ですが、火の呼吸メソッドには
数多くの脳力開発技法が用意されています。

単純な話、頭の回転が速くなり、長時間集中力が途切れず
マルチタスク的に複数の作業をしていても
心身の疲労やストレスをあまり感じないようになれば
それだけでも成績に好影響が現れることでしょう。
記憶力もそれを司る部位を活性化させればよいわけですし
ヨーガが役に立てることはたくさんあると思います。

例えば、以前のウィンドウズ3.1や95の頃は
たくさんの作業をマルチプルにやらせようとすると、しばしば
フリーズ（パソコンが急止して動かなくなる事）しました。
これは過度のＣＰＵストレスが原因らしいのですが
人間でいえば、頭を使うのに疲れ果てぐったりとした状態です。
ですが、ヨーガの練習によって脳の耐久性が高まれば
この問題もかなり解決すると思います。

頭の回転を早くしたり、フリーズしないように
過度な脳内ストレスにも耐えられるマルチタスク的な能力
を身につける為には、脳内のブロードバンド化と
エリアごとの活性化は不可欠なのです。
ヨーガはまさに脳の開発がその主たる目的なのです。

ところで脳の活性化とパワーアップには何が必要なのでしょうか。
脳はその95%が眠っているといわれています。
それは、例えば時速300キロ出せる車をいつも時速15キロで走り
数十年使ってから、そのまま廃車にしているようなものなのです。
なんともったいない事でしょうか。
せっかくそれだけのポテンシャルを持ちながら
使われずに死んでゆくわけです。

ならば５%ではなく20～50%目覚めさせる事は出来るのでしょうか。
結論をいえば、それこそ100%不可能でしょう。
なぜなら、生命活動を維持出来なくなるからです。

脳は体重の２％の重量でありながら
酸素使用量としては全体の20％を、そして
グルコースも他臓器と比較して重量比10倍を消費しています。
ですから血中の酸素濃度とグルコースを適度に高めない限り
脳の活動を活発化させることはできないのです。

もしも５％を25％まで高めるとすれば
心臓も停止し、すべての肉体活動は停止してしまいます。
脳だけで計算上100％の酸素を消費することになるからです。
実際には、肺や心臓の機能が低下すれば
即座に脳に充分な酸素が供給されなくなる為
２倍活動させることもまず不可能です。
しかし、せめて時速15キロを20キロで走るために
車の設計･部品等すべてを
きめ細かくバージョンアップしようではありませんか。
それだけでもまったく新しい世界が開かれるに違いありません。

そこで、脳を目覚めさせるための具体的な脳力開発法ですが
“頭を良くする為には”ということで、先に挙げた５項目の内
クンダリーニＪＰでは、第一段階として
その１と４についての開発メソッドを練習します。

頭の回転を早くする為には
脳内のブロードバンド化が不可欠です。
これは綿密に組み立てられた独特なメソッドによって
確実にバージョンアップすることができます。
脳も使えば使うほど活動的になることは周知のとおりですが
より短期間に目的を達成するには
ターゲットを絞り込んだ効率のよいトレーニングが必要です。
単にアルファ波を何とかとか、計算練習をするだけとかで
飛躍的に脳力が向上する等と考えないほうがいいでしょう。

50ccのバイクは、どんなに上手に乗りこなせたとしても
所詮50ccでしかありません。
ハードウェアとＯＳを共にレベルアップさせるためにも
是非ヨーガトレーニングに取り組んでいただきたいのです。

火の呼吸メソッドの脳力開発技法には
緻密で繊細なものが多いのですが、メディテーションひとつ見ても
座禅のようにただ座っているだけのようなものは殆どありません。
各技法には、各々明確な目的と効果が明示されています。

「ブロードマンの脳地図」というのがあります。
これは20世紀初頭に解剖学者ブロードマンが提唱した
大脳皮質の区分地図のことですが
大脳皮質を顕微鏡で調べ上げた彼の研究成果は
20世紀後半の生理学や解剖学から見ても
基本的に正しいことが明らかになっています。
この脳地図では、第52野まで番号が付けられていますが
48～51野が欠けているため実際には48領域となっています。

現在クンダリーニＪＰでは、この脳地図を参考に
数多くのメディテーションを指導していますが
いにしえのヨーガの達人たちが
経験的に脳の構造を理解していたとしか考えられないほど
ヨーガのメディテーションはよく出来ています。

ここで思いつくままに、４種類の技法リストを例示します。
① 脳下垂体と松果体を刺激し、潜在意識の抑圧を解放する
② 甲状腺、脳下垂体、そして松果体を活性化する
③ 脳、脳下垂体、松果体、及び前頭葉を活性化し
左脳と右脳の10の領域の個別の機能を高める
④ 脳の中心部分から始まり、神経組織全てを覚醒させる

このように、メディテーションやクリヤには、脳に対して
目的ごとに優れた効果を発揮する技法がたくさんあります。

また私達は、脳力開発の第一段階を脳の健康と位置付け
健脳塾という講座を開設しています。
これは血液の組成、神経系の調整、栄養学などを
幅広く学んで頂くものです。
そしていよいよヨーガの真髄ともいえる
具体的な脳力開発プログラム・鍛脳塾へと進みます。
この鍛脳塾で提供されるカリキュラムは
過去に例を見ない画期的なメソッドを多く含んでいます。
人生をより豊かにするために
脳のポテンシャルを最大限に引き出しましょう。

4．性力・精力増強のヨーガ

ヨーガでは、人間には
性力、精力、生力という３つのパワーが必要だと考えています。
これらは同じ発音ではありますが、その意味は全く異なります。
ヨーガによって性力を高め
そのエネルギーを上に向かって誘導することで
精力、そして生力へと昇華させてゆきます。
ですから、先ずは基本となる性力を強化しなければなりません。

この講座では
人間の性力と精力の根源ともいえる３つのチャクラ、つまり
ムラダーラ、スヴァディシュターナ、マニプーラの各チャクラを
集中的に鍛え上げる特別なメニューを用意しています。
火の呼吸にも10種類のバージョンがありますが
ここではそのひとつシャクティクリヤによって
並外れた性力・精力を養って下さい。
この３つのチャクラが弱いと
ヨーガのメインテーマである脳力開発も上手くできないので
その意味でも重要なパートを担っているわけです。

人生を謳歌し、そして充実したものにするためにも
健康と元気は欠かせないものです。
受験勉強でも仕事でも、最後は体力勝負になることは
大方の経験するところですが
それはある意味人生の成り行きを
大きく作用することになります。
この性力、精力、生力の３つの力を得ることは
他人ではなく、自分自身に勝つ為にも必要なものなのです。

５．ヨーガ極意講座

以前から受講されている方々は驚かれたと思いますが
クンダリーニＪＰの指導方法が2005年春から大きく変わりました。
この30年間、過去の経験を元に
内容的には、中国の技法を積極的に取り入れながら
従来のヨーガ技術を内観を重視した方法に改変したものの
指導方針としては、比較的オーソドックスな考え方でした。

つまり、セットメニューをこなしてゆく過程で
様々なヒントを与えながら、日々の練習を通して
自ら気付いて頂こうというスタンスでした。

ところが、2005年からこれまでの考え方を全面的に改めました。
それは「時間をかける」という従来のやり方ではなく
短期間に、飛躍的にバージョンアップして頂く為に
最初からヨーガの極意というか、エッセンスというか
もっとも本質的な部分をマスターして頂くことにしたのです。
それが瑜伽之練体講座をはじめとする一連の極意講座なのです。

この極意講座はヨーガの本質に迫るものであり
まさに上達の鍵といってもよいかと思います。
ですから、ヨーガの熟練者は勿論のこと
初めて取り組もうという方々にもお奨めです。
ヨーガをマスターする為の重要なチャンスとなることでしょう。

この一連のレクチュアは
アーサナなどのヨーガ技法を覚えて頂くのが目的ではありません。
ヨーガの本質を理解し、身をもってそのエッセンスを体験して頂く
ことを目指しています。
ですから他の流派の方々にも
必ずや喜んで頂けるものと確信しています。

流派に係わらず
ご自身のヨーガを短期間に完成させる為に
ヨーガを構成する一つひとつの要素をその原理から精査し
その体得を目的としているからです。
ヨーガの進歩とは
正しい体験の積み重ねによってもたらされます。
それは流派に関係なく、全てのヨーガに共通する課題なのです。

① ヨーガ原理講座
〈アーサナ（エクササイズ）編〉
アーサナの目的と原理について詳解し
実際に様々な体験をして頂きます。
ヨーガのポーズは
特定のチャクラを活性化させる目的で作られています。
故に“下層のチャクラから順に刺激してゆく”
というヨーガの基本原理に従って
セットメニューは組み立てられなければなりません。
その日の気分で適当に組み合わせるというのは
本来の原理原則から外れています。

ここでは、はじめにアーサナの内的な原理構造を学びます。
そして、どのような質でその形を作らなければならないか
というヨーガの本質的な解説を致します。
さらに呼吸法とバンドゥ（バンダ）の持つ本来的意味と
その真の用法について説明し、実際に体験して頂きます。

あなたのヨーガが、単なる体操に過ぎないのか、それとも
短期で大きな効果を生み出す優れた能力開発技法となるのか
この原理を知るか知らないかによって
間違いなく、大きな差がつくことでしょう。
努力を無駄にしないためにも、ぜひ修得されて下さい。

〈メディテーション編〉
ヨーガのメディテーションは
宗教やリラックスの為のイメージゲームではありません。
それはクンダリーニやチャクラ等の理論に基づいて組み立てられ
脳や各神経叢・内分泌系、そして意識の各階層に対して
大きな作用を及ぼすものなのです。
このクラスでは、７つのチャクラにどのように働きかけてゆくか
その基本原理と、内観の具体的な技術を説明し
さらに体感を目的とした練習をして頂きます。
単なるイメージゲームでは、観念遊戯に過ぎません。
もっと手応えのある本来のメディテーションを
ぜひ体感されて下さい。

〈マントラ編〉
マントラといえば
“聖なる言葉であり、唱えるだけで神秘的な力を得られる”
と考えている人が少なくありません。
でもそれでは信仰に基づいた宗教的儀式に過ぎないのです。
このクラスではヨーガ本来の視点から、マントラの本質に迫ります。
チャクラに対して如何にマントラを作用させることが出来るか
それを学んで頂きます。
皆でチャンティングし、単に気分よくマントラを楽しむのではなく
効力のあるマントラの発し方をその原理から修得されて下さい。
これまでの“楽しむマントラ”ではなく
“チャクラやクンダリーニを活性化させるためのマントラ”
を知ることで、あなたのヨーガは飛躍的に進歩する事でしょう。

② 瑜伽之練体
瑜伽とはヨーガの音写です。
ヨーガを行うに際して、どのような心身の造り方をするべきか
それを前述の５種類のムスビに分けて
実技を交えながら修得して頂きます。

この５種類のムスビの鍵は、「気付き」です。
積み重ねた努力の量ではなく
繊細な感性と鋭い洞察力によって気付きを得てゆくわけです。
ですから年齢も性別も関係ないのです。

このクラスでは、ヨーガのアーサナ等はほとんど行いません。
その様な体の使い方は
ヨーガ教室へ行けばいつでも習うことができますが
体の造り方、つまり心身の質をどう制御するか
はほとんど習えないでしょう。
でも、この「心身の造り方」こそが
ヨーガの原理に直結する極意であり
瑜伽之練体講座のメインテーマなのです。

③ 細胞呼吸法
細胞呼吸法とは
ヨーガにおける内呼吸の制御技法を指します。
ヨーガでは、内呼吸のコントロールがメインテーマになりますが
この10種類の技法は、ヨーガ修得の必須科目のひとつとして
大変重要な役割を担っています。

・体内操作系……多様なバンドゥの原理解説と実践
・マントラ系……マントラによる体内振動の伝達と制御法
・第三の眼の呼吸……６番を集中的に活性化させる内観
・松果体呼吸……７番を集中的に活性化させる内観
・脊髄呼吸……各チャクラを特殊な内観で活性化させる技法
・Ｌフォーム呼吸……７番と６番の連関性を高める内観
・Ｖフォーム呼吸……７番と６番の連関性を高める内観（別法）
・マニプーラ呼吸……丹田力を鍛え３番を活性化させる内観
・アナハタ呼吸……４番を集中的に活性化させる内観
・シャクティ呼吸……１番と２番を集中的に活性化させる内観

④ ムスビと内観（講義）

瑜伽之練体講座では各種のムスビを練習しますが
このクラスでは
ムスビと内観の理論的な解説をメインに行ないます。
内観の階梯とムスビとの係わり、そしてその全体像について
独自の理論と体験談を交えながら詳解します。

これまでヨーガでは
一般に身体の使い方が主に注目されてきましたが
内功的な「心身の造り方」を学ぶことも忘れてはなりません。
使い方と造り方、言葉はやや似ていますが
その意味するところには大きな違いがあります。
私は、例えばアーサナの形をまとめるのは使い方とし
様々な内観によって身体の質を変えるのは
造り方に分類しています。

ヨーガの極意とは
外面に見えるものではなく、内的な制御方法にあるのです。
つまりここでは「心身の造り方」に他なりません。
少なくとも５種類の身体の質を造れるようになりますと
その質の変化を客観的に確認できます。
これはアーサナやメディテーションなどを行なう際に
不可欠な要素なのです。

つまりアーサナには
各々それに適した「心身の質」があるわけです。
メディテーションも同様です。
その技法の効果を最大に引き出すために
この両者を適合させなければならないわけです。
ですからこの「心身の質」を自在に制御することは
ヨーガを卒業する上で最も大事な条件のひとつだといえます。

<コラム>　大脳生理学と深層心理学

「サトル・ボディのユング心理学」（老松克博著）によれば
深層心理学者として名高いユング（1875－1961スイス）は
クンダリーニ・ヨーガに大変興味を持ち
自らも相当修練していたそうです。
老松教授の著書から興味深い点を簡潔に列記すると
次のようになります。

・ユングはヨーガについて並々ならぬ関心を抱いていた。
・ユングの著書によると、彼はヨーガを実践して自らの心身の健康に役立てていた。
・ユングは彼自身の次元でヨーガを通してクンダリニー的体験に遭遇した。
・1930－1934年にかけチューリッヒの心理学クラブにてビジョン・セミナーを行なった。
・彼の論文の中では、1925年の「分析心理学」の中でクンダリニー・ヨーガという言葉が初出されている。
・1933年の「ベルリン・セミナー」に於いても取上げている。
・1932年には「クンダリニー・ヨーガの心理学」（邦題「クンダリニー・ヨーガ・セミナー」）を著している。

老松教授の著書によれば
この「クンダリニー・ヨーガ・セミナー」の編者シャムダサーニは
“ユングのクンダリニー・ヨーガはハタ・ヨーガのようなものだった”
と推測していたそうです。
ですが、ユングは1938年以降、ヨーガ・スートラを中心に
ヨーガとインド思想について詳細に論じている以上
あえて最後までクンダリーニ・ヨーガというからには
ハタ・ヨーガとクンダリーニ・ヨーガの違いについて
ある程度承知していたと、考えるべきだと思います。

ただ、部外者が技法の外観だけを見ていたとすれば
そのように想うのも不思議ではありませんが。

20世紀初頭、既にドイツの解剖学者ブロードマンは
大脳皮質の区分地図を発表していました。
それは近代医学の科学的なメスが
始めて脳の世界に入った時期でもありました。
急速な科学の進歩を背景として、次々と
医学の世界でも迷信的なものが払拭されてゆきました。

ユングは1912年にフロイトと訣別し
深層心理学のより深い世界に挑み始めました。
私見ですが、この決別は
リビドー論の限界と臨床の難しさに耐えかねた故だと思われます。
つまりフロイト的な仮説では
“精神の深遠な世界を科学的に解き明かすこと”
が出来ないと思ったのでしょう。
なぜなら脳と意識の関係について
フロイトは明確な答えを用意していないからです。
勿論、脳を離れて意識も存在しませんし、また
心はあくまでも脳の働きのひとつの姿に他なりません。
しかしながら、解剖学的な脳の研究だけでは
人間の複雑な意識の問題を解決する事ができないのも確かです。
この片側通行のような接点のない状況に
ユングはインドへ行くことで何らかの解決を求めようとした
のかもしれません。
ユングは、1938年インドへと旅立ちました。
彼はその地で更に深くクンダリーニ・ヨーガを学びます。
恐らく彼にとってクンダリーニ・ヨーガは
大脳生理学と深層心理学を繋ぐ唯一の希望だったのでしょう。
クンダリーニ・ヨーガには
脳の各部位を目的別に動かす技法が数多く用意されています。

意識の各階層の働きと役割を正確に体験する為には
クンダリーニ・ヨーガが最も適切な技術だったに違いありません。
集合的無意識の理論は決して机上論のレベルではないのです。
インドで瑜伽唯識論が生れた背景がヨーガの体験であったことは
正にそれを裏付けているのではないでしょうか。

（注）『サトル』SUBTLE とは「微妙な・捉え難い・微細な」という意味である。例えば、宗教的にはサトル・ボディを「微細身」とでも訳す様だ。
つまり眼に見えない、本質的な存在のあり方を指す。

〈参考文献〉

「サトル・ボディのユング心理学」トランスビュー刊。老松克博著
「クンダリニー・ヨーガの心理学」創元社刊。C・C・ユング著

第3章 ヨーガスートラ

1. ヨーガスートラとハタヨーガ・プラディーピガー

佐保田博士は「ヨーガ根本経典」の中でこの二書を取り上げ
丁寧に翻訳・解説をされておられます。
ですから、特にハタヨーガ系の方々には必読書のようです。
ただ、この二書はベースが異なりますので
その辺りの事情を踏まえた上で読まれる事をお奨めします。
ところで、博士は「ヨーガの宗教理念」の中で
ヨーガを、顕教ヨーガと密教ヨーガに大別されています。
顕教ヨーガの例
　ラージャ・ヨーガ……王ヨーガ（心理的）
　カルマ・ヨーガ……実践ヨーガ（倫理的）
　ジュニャーナ・ヨーガ……智ヨーガ（哲学的）
密教ヨーガの例
　ハタ・ヨーガ……力ヨーガ（生理的）
　バクティ・ヨーガ……信ヨーガ（信仰的）
　ラヤ・ヨーガ……忘我ヨーガ（超心理的）
　マントラ・ヨーガ……呪文ヨーガ（呪法的）
以前ある方に、「密教は顕教よりもハイレベルですか」
と質問をされました。
本来の密教は、文字通り「秘密の教え」ですから
なんとなくその様な印象を持たれたのでしょうが
両者の到達点については、ほぼ同じ境涯のように思います。
つまり顕教と密教はその役割と、スタイルの違いであり
どちらが優れているというわけではありません。
共に長所と短所があり、ジャンプ台も落とし穴もあります。

ヨーガスートラによって、古典的なヨーガ
つまりラージャヨーガの行法体系はほぼ確立されますが
その中核は先に記したように次の８種類の部門になります。
１．五禁戒（yama）ヤマ
２．五勧戒（niyama）ニヤマ
３．坐法（asana）アーサナ
４．調気（pranayama）プラーナーヤーマ
５．制感（pratyahara）プラチャーハーラ
６．凝念（dharana）ダーラナ
７．静慮（dhyana）ヂャーナ
８．三昧（samadhi）サマディ

佐保田博士によれば、このヨーガスートラ（紀元5世紀頃）は
サーンキャ哲学（紀元前４～５世紀）をベースとした
サーンキャ・ヨーガ派（紀元前２～３世紀）の代表的な作品であり
また、仏教の影響も強く見られる、とのことです。
（「ヨーガ根本経典」P36）

一方、ハタ・ヨーガ・プラディーピガー（16～17世紀）では
次の４部門を骨格として章を構成しています。
１．体位法……アーサナ
２．調気法……プラーナーヤーマ
３．ムドラー
４．ラージャ・ヨーガ
この違いは、前者がサーンキャ・ヨーガ派の作であるのに対し
後者が密教系思想を背景として成立した事に起因します。
ですから佐保田博士は
「ヨーガスートラの説く古典ヨーガは顕教ヨーガ、ハタ・ヨーガ・
プラディーピガーの説くハタ・ヨーガは密教ヨーガであります。」
（「ヨーガ根本経典」序文）
と説明されています。

たとえば、ハタ・ヨーガ・プラディーピガーの第３章83から
「ヴァジローリー・ムドラー」等の性交法の解説が続きますが
それはシャクティ派の行法であることの表れだと思います。
著者のスヴァートマーラーは
ゴーラクシャ・ナータ（13世紀）の流れを汲む人物ですから
当然といえば当然のことです。

蛇足ですが、佐保田博士によれば
「ハタ・ヨーガは元来はヨーガ行のなかでは予備的な部門であったと思われる。（中略）ところが、ゴーラクシャ・ナータのハタ・ヨーガは、ひとつの完成したシステムをなしているのである。」（「ヨーガの宗教理念」P237）
として、さらに次の様に述べています。
『「ゴーラクシャ・シャタカ」の中には、ハタ・ヨーガの行法体系を形づくる部門として、アーサナ（体位法）、プラーナ・サンヤマ（呼吸法）、プラチャーハーラ（制感法）、ダーラーナー（凝念法）、ディヤーナ（静慮法）、サマディ（三昧法）の６つがあげられている。』

上記の６つの部門は
ヨーガスートラの８部門説と似た構成になっていますが
博士も指摘しているように
「その内容はだいぶ違ってはいる」わけで
ヤマとニヤマが骨格として含まれていないのも印象的です。

ところで
ヨーガと関係の深い仏教にも
このヨーガスートラと似た階梯があります。
天台《てんだい》大師《だいし》智顗《ちぎ》（紀元538－597）の天台小止観には
次の五法を整えることの重要性が説かれています。
それは「飲食、睡眠、身、気息、心」の五つです。

特に後半の三法は
合わせて行なうべきで別々に説明することはできない、とし
さらに段階に応じて方法が異なると説いています。
(「此応合用、不得別説、但有初中後、方法不同、是則入住出相、有異故」調和第四)
どう異なるのかといえば
入る、住する、出るの三相に相違点があるとのことです。
そして「身、気息、心」の三法について
詳細な説明がなされています。

ヨーガの書という区分ではありませんが
ヨーガに源流を持つこの天台小止観は、大止観とともに
ヨーガを専門的に研究されたい方には必読書だと思います。
特に止と観について深い洞察がなされているので
きっと参考になることでしょう。

参考文献

「天台小止観～仏教の瞑想法」春秋社。新田雅章著
「天台小止観の研究」理想社。関口真大著
「天台小止観～座禅の作法」岩波文庫。関口真大著
「天台小止観～座禅へのいざない」大東出版。関口真大著
「摩訶止観～禅の思想原理」岩波文庫。関口真大校注

2．五禁戒（ヤマ）と五勧戒（ニヤマ）について

ヨーガスートラによれば
ヤマとは、非暴力、正直、不盗、禁欲、不貪《ふとん》であり（2-30）
ニヤマには、清浄、知足、苦行、読誦、自在神への祈念
をあげています（2-32）。
これが完全に達成されないと次のアーサナに進めないとすれば
果たしてヨーガを志す人々の何%が出来るでしょうか。
もちろん言葉の定義にもよりますが
凡人には不可能に近いかなり高いハードルだと思います。
実際、同書では次のように述べているわけですから
あながち的外れな感想ではないようです。

「知足の戒行を守ることからは、無上の幸福が得られる」（2-42）
「読誦の行に専念するならば、ついには自分の希望する神霊に会うことができる」（2-44）
「自在神への祈念によって、三昧に成功することができる」（2-45）
注……自在神については、1-23、1-25、1-26を参照。

もしも言葉通りに受け取れば
三昧までの他のプロセスは不要ということになります。
文章から見れば、これらはカルマ・ヨーガ、マントラ・ヨーガ
バクティ・ヨーガなどにも通ずるわけですが
これらの流派でも方法は異なれど、そのプロセスに於いては
八部門に類似した考え方があるようです。

このヤマとニヤマは、佐保田博士によれば
「ヨーガ行を修習するにあたっての予備条件」ということです。
ちなみに座法、調気、制感の三部門も
「ヨーガ行法の本命ではないから外部の部門とよばれています」
とのことで（「ヨーガ根本経典」P45）
「凝念から以後の三部門がヨーガの本命」だそうです。

外的部門 （準備段階）	予備条件	五禁戒（yama） 五勧戒（niyama）
	外部の部門	坐法（asana） 調気（pranayama） 制感（pratyahara）
内的部門 （本命）	綜制	凝念（dharana） 静慮（dhyana） 三昧（samadhi）

（表は「ヨーガ根本経典」P45、P114をまとめたもの）

つまり
一般にヨーガのメインと思われている呼吸法やアーサナは
「外部の部門」であり、「準備段階」なのですから
それができるようになったからといって
ヨーガをマスターしたと思わないほうがよい、ということです。

ところでヤマとニヤマは
多分に宗教的な要請によるものと考えられますが
一方、ハタ・ヨーガ・プラディーピガーには
次のような記述もあります。
「ヨーガは次の六つのことがらによってくずれる」として
そのひとつに「戒律への固執」（1-15）をあげています。

ヨーガを宗教的に色づけされたい方々は
このヤマとニヤマについてしばしば言及され
かなり厳格に考えておられるようですが
ハタ・ヨーガ・プラディーピガーでは
ヤマとニヤマを部門として取り上げられておりません。
戒律への固執は
ヨーガをくずしてしまうと主張しているくらいですから
同書がヤマとニヤマをヨーガの部門から排除したのは
当然の成り行きだったのでしょう。

私は、このヤマとニヤマは、ヨーガ技術とは関係なく
編者が取り入れた宗教的要素だと解釈していますので
特に意に介しておりません。
むしろ、「戒律への固執」はヨーガの妨げになるという
ハタ・ヨーガ・プラディーピガーに同意します。

これについてはさらに
紀元前200年以降のマイトラーヤナ・ウパニシャッドにも
ひとつの興味深い事実を見ることができます。
「その実修の方法は次の如くである。」として
「調気、制感、静慮、執持、思択、等持－以上を具備したものを六
支よりなる瑜伽というのである。」(「ウパニシャッド」P284)
と述べていますが、ここでもヤマとニヤマは省かれています。

このようにヨーガスートラを挟んで
その前後の時代でヤマとニヤマが排除されていますが
ヤマとニヤマは、当時の常識だったのでわざわざ書かなかった
と考えるのはすこし無理があるように思います。
各書共に初歩的な事柄についても書かれているわけですから
ヤマとニヤマだけわざわざ排除するというのには
それなりの理由があって然るべきでしょう。

ほとんどの宗教には特有の戒律があります。
でも多くの場合、帰属意識を維持する為に
束縛感を強要しているような気がしてなりません。

信仰を常に意識させる為には
束縛のメニューが多いほうが効果的だからです。
「あっ！　あれはダメだ！」とか
「～はいいんだけど、これはダメなんだよね」とか
日常生活の多くの場面で様々な縛りをかければ
その都度、信仰を自ら再確認する事になるからです。

帰属意識の維持に戒律が大きな力を発揮するのは
いつの時代でも同じだと思います。

大自然の中でのびのびと生命力に溢れて育つ木々と
針金でがんじがらめにされ
他人の価値観に無理やり合わせられる盆栽と
どちらが力強く、自然でしょうか？
生活習慣や気持ちの持ち方、心の状態等について
「～であるべき」と細かな制約をつけるのではなく
あるがままに、魂の望むがままに
自律的に生きてゆくことこそ
ヨーガ的な生き方なのです。

「心の欲する所に従ひて、矩《のり》を超えず」
これこそ孔子が到達した悟りの境涯であり
また、ヨーガの理想なのです。

ヨーガには、本来固有の宗教性も戒律もありません。
それはヨーガが、ヒンドゥー、仏教、道家、イスラム等々
様々な宗教に取り入れられていることからも明らかです。
もし固有の宗教性があるならば
他の宗教とは拒絶反応が起きたはずです。

ヨーガと宗教は切り離して考えるべきです。
なぜなら、ヨーガによって真の自由を得ることと
宗教的戒律で自らをガチガチに束縛することとは
本質的に矛盾しているからです。

「汝もまた信仰を捨て去れ」と、釈迦も強く主張しています。
ヨーガに信仰は不要です。
それ故信仰に起因する儀式や戒律なども必要ないのです。

火の呼吸メソッドは
何かに依存することによって、他力的に安心を得るのではなく
脳が肉体をコントロールする能力を得ることによって
生理的に心身をベストコンディションに導き
自らの夢と理想を実現する手助けをすることでしょう。

〈参考〉

＊「(真の) バラモンは、(正しい道の) ほかには、見解・伝承の学問・戒律・道徳・思想のうちのどれによっても清らかになるとは説かない。かれは禍福に汚されることなく、自我を捨て、この世において (禍福の因を) つくることがない。」(「ブッダのことば〜スッタニパータ」790岩波文庫)
この「バラモン」という表現は、中村元博士によれば
「原始経典の最古層では、修行を完成した人、理想的な修行者のことをバラモンと呼んでいた。」
との事なので、バラモン教の僧を指していたわけではありません。

＊「みずから誓戒をたもつ人は、想いに耽って、種々雑多なことをしようとする。しかし智慧ゆたかな人は、ヴェーダによって知り、真理を理解して、種々雑多なことをしようとしない。」(「スッタニパータ」792)
通常ヴェーダといえば、バラモン教の4種類の聖典
リグ、サーマ、ヤジュル、アタルヴァの各ヴェーダを指しますが
中村元博士は
「この場合『ヴェーダ』とは実践的な認識のことをいう。」
と解説しています。

＊「ひとが或るものに依拠して『その他のものはつまらぬものである』と見なすならば、それは実にこだわりである、と＜真理に達した人々＞は語る。それ故に修行者は、見たこと・学んだこと・思索したこと、または戒律や道徳にこだわってはならない。」(「スッタニパータ」798)

日常的に拘りが多ければ、とても止は達成できません。
それでは三昧など夢の話です。
ですが
戒律の遵守がもたらす宗教的な満足感を心地よく感じる方々は、
悟りを犠牲にして、拘りを好んでいるようです。

＊「マーガンディアよ。『教義によって、学問によって、知識によって、戒律や道徳によって清らかになることができる』とは、わたくしは説かない。『教義がなくても、学問がなくても、知識がなくても、戒律や道徳を守らないでも、清らかになることができる』とも説かない。それらを捨て去って、固執することなく、こだわることなく、平安であって、迷いの生存を願ってはならぬ。（これが内心の平安である。）」（「スッタニパータ」839）
ハタ・ヨーガ・プラディーピガーにも書かれているように
固執こそがヨーガの完成を妨げ、平安、真理への障壁になるのです。
ヨーガとは「心の作用を止滅する」ことなのですから。

＊「一切の戒律や誓いをも捨て、（世間の）罪過あり或いは罪過なきこの（宗教的）行為をも捨て、『清浄である』とか『不浄である』とかいってねがい求めることもなく、それらにとらわれずに行え。……安らぎを固執することもなく。」　（「スッタニパータ」900）
戒律や誓いだけでなく、安らぎすらも
拘りの対象であってはならないという事です。
自然無為と言いますがこの無為の意味をよく考えるべきでしょう。

＊「ナンダよ。これらの＜道の人＞・バラモンたちはすべて、（哲学的）見解によって清浄になり、また伝承の学問によっても清浄になると説く。戒律や誓いを守ることによっても清浄になるとも説く。（そのほか）種々のしかたで清浄になるとも説く。たといかれらがそれらにもとづいてみずから制して行っていても、生と老衰とを乗り超えたのではない、とわたしは言う。」（「スッタニパータ」1080）
＊「ナンダよ。わたしは『すべての道の人・バラモンたちが生と老

衰とに覆われている』と説くのではない。この世において見解や伝承の学問や想定や戒律や誓いをすっかり捨て、また種々のしかたをもすっかり捨てて、妄執をよく究め明かして、心に汚れのない人々、……かれらは実に『煩悩の激流を乗り超えた人々である』と、わたしは説くのである。」(「スッタニパータ」1082)

止観は「止」から始まります。
この「止」を実現する為には
宗教的な固執をも捨てなければなりません。
信仰や戒律などの宗教的な要請に自縛していたら
ヨーガの完成は不可能なのです。

(スッタニパータは現存する最も古い仏典で
釈迦の直説が多く記されているものとして知られています)

3．坐法（アーサナ）について

「坐り方は、安定した、快適なものでなければならない」（ヨーガスートラ2-46）
「そのような坐り方は、緊張をゆるめ、こころを無辺なものへと合一させることによって得られる」（2-47）

坐法は八部門の３番目で
“ヨーガの本命ではない”との事ですが
ここで「無辺なものへと合一させること」を要求されますと
ヨーガの修行者にとってはかなりの難題だと思います。
佐保田博士は、アーサナを坐法と訳しておられますが
ハタ・ヨーガ・プラディーピガーでは体位とされています。
これは技術面から訳語を区別されたのだと思います。

ところで
コブラのポーズとか、魚のポーズという言い方をしますが
実際には、ポーズとアーサナでは意味合いが異なります。
ポーズという場合、その完成形を指しますが
アーサナには、起・承・転・結すべてが含まれます。
完成形を作るまでのプロセス、そして完成形での操作
さらに完成形からサバーサナに戻るところまで
この一連の流れ全てを包括してアーサナというわけです。
この事はヨーガを完成させる上で重要な意味を持ちます。

ヨーガは角度の科学だといわれるように
まず完成形について、大腿骨と脊椎、胸椎と頚椎など
それぞれの骨格の角度が正しくなければなりません。
次に、地球の中心と自分の重心を結んだライン
に対する角度も大事です。
それは常に平地だとは限らないからです。

そしてもうひとつ忘れてならないのは
松果体と眉間を結んだ線に対する眼球（視線）の角度です。
これらが適切に統制されていれば
角度については正しいポーズだといえます。

各ポーズは特定のチャクラに対応関係があります。
骨格や各ラインに対する角度の取り方で
体内における負荷の掛かり方が決まりますので
それに対応するチャクラが特定されます。
ですから完成形が角度的に正確でなければ
期待する効果は得られないわけです。

このように身体の使い方によって
目的とするチャクラをロックオンすることになりますが
そのチャクラに対して呼吸法で振動を注ぎ込んだり
制感以降のさまざまな内観をかけてゆくことで
然るべき反応を起こしてゆくわけです。
ですからヨーガのセットメニューは
下層のチャクラから順に上部のチャクラへ向けて
適切なアーサナを選択しなければなりません。
それはクンダリーニのエネルギーを誘導する上でも
不可欠な要素なのです。

ところがアーサナは
それが対応する特定のチャクラだけでなく、やり方次第で
全てのチャクラに反応を起こさせる事もできるのです。
この時は、完成形ではなく、起承転結すべてに
然るべき内観と体内操作を付加してゆきます。
例えば、らくだのポーズは完成形だけを見るならば
アナハタ・チャクラに負荷を与えるものですが
ウストラーサナとなりますと、その形を作る過程で
ムラダーラから順にサハスラーラまで活性化させゆきます。

そうしますと
チャクラごとにアーサナを組んでゆくセットメニューでなくとも
このウストラーサナひとつで完結することができます。

そして最後に後頭部を下ろす時に
サハスラーラから８番目のチャクラ（自分を取り巻く大気）に
エネルギーを注ぎ込みますので、観に習熟した方ならば
内観と外観の境がなくなり、肉体の感覚が消失し
ヨーガスートラの説くように無辺なものへの合一が達成できます。

講習会などではしばしば申し上げているのですが
アーサナは完成形のポーズをとる肉体的な目的だけでなく
それ自体がメディテーションの要素を併せ持つものです。
つまり内観をサポートする役割を担っているのです。
そして内観から外観にゆき、ついには「観」だけになるのが
凝念から静慮へと進むプロセスに相当するわけです。
ここでは自分の中での安定ではなく
空間の中に如何に安定させるかが問われます。
緊張がゆるんだ状態とは
まさにそのレベルでなければなりません。

ラーマナ・マハーリシ師の見解は次の通りです。
「アーサナは安定した坐りをつくるためにある。真我以外のどこに、どのように、揺るぎなく住まうことができるというのだろうか？これこそが真のアーサナである。」（「あるがままに」ナチュラルスピリット刊P263）
彼はまた
「ハタ・ヨーガをしないかぎり心を静めることができない者たちにとって、それは役に立つといえよう。」（P263）
として、ハタ・ヨーガは必須だという考え方を否定しています。
ですから、彼の説くアーサナとは単なる身体の使い方ではなく
遥かに深い意味を持った「境涯」を意味しています。

「全世界がその上に揺るぎなくおさまっている土台（アーサナ）、それが真我である。それは真の知識の空間、輝かしい基盤。この知識から逸脱することのない安定を達成すること、それが優れたサマーディのためのアーサナである。」（P263）

鎮魂という言葉があります。
令義解（834年）の神祇官の部によれば
「鎮魂は謂る、鎮は安なり、人の陽気を魂という。
魂は運なり、いうところは
離遊の運魂を招き身体の中府に鎮む。
故にこれを鎮魂という。」とあります。
ここでも鎮める＝安定という事の重要性が説かれています。

この離遊の運魂とは、自らの不安定な魂を指します。
つまり自覚されていない真我と言い換えてもよいでしょう。
古神道に於いて、この鎮魂は
神人合一に不可欠な要素として位置づけられていますが
それ自体がゴールであるとはされておりません。
サマディに段階があるのと同じです。

いずれにせよアーサナ修行の目的とは
“身体を柔らかくしアクロバットの真似事をする”
ことではないと知るべきです。
単なる体操の延長線上では、ヨーガスートラの説く
「こころを無辺なものへと合一させる」ことはできません。
「鎮魂＝究極の安定」こそが
アーサナの最終形だといってよいでしょう。

ラーマナ・マハーリシ師は次のように結んでいます。
「どこであれ心地よく自然であれば、それが私のアーサナである。ハートのアーサナは平和であり、幸福をもたらす。真我のなかに坐す者にとって他のアーサナは必要ない。」（P263）

４．調気（プラーナーヤーマ）について

「調気とは呼息と吸息の流れを断ち切ることである」（ヨーガスートラ2-49）
佐保田博士は、その解説で
「調気法の中心になるのはクンバカ（止息）である」
と書かれています。
これはプラディーピガー（2-12）参照ということですが
先生ご自身は（2-49）の解説の冒頭で
「調気法プラーナーヤーマは呼吸法と同一ではない」
とも述べておられます。

ハタ・ヨーガ・プラディーピガーの（2-1）以降を見ますと
「気」と、「気道」がテーマになっており
「気の動き」を制御することの重要性を述べているわけですが
文字通り読めば当然
「調気法プラーナーヤーマは呼吸法と同一ではない」
ということになります。
つまり気の制御をするのが主たる目的であり
その手段として、呼吸法、体内操作、浄化法等々
が列挙されているわけです。
ところがヨーガスートラでは、その様な具体的な話ではなく
もっと深いヨーガの原理について書かれています。
以下は個人的な解釈なので参考文献とかはないのですが
この調気について別の角度から考察したいと思います。

「調気とは呼息と吸息の流れを断ち切ることである」とは
“呼吸の流れを遮断する為に、単純に止息を付加した”
ということではないと思います。

無意識で呼吸していても
必ず転換点で止息状態があります。

ですからその時間配分を調整するだけでは
調気とはいえないのではないでしょうか。
いくら息を止めても、いつか吐くことになり
その「吸－止－呼」のプロセスは継続するわけですし
また多少時間配分を調整しても
気の制御には直結しないのですから。

人間は24時間呼吸をしていますが
そのほとんどは無意識で行なっています。
つまり呼吸とは無意識下での生理的活動なのです。
そして呼吸法とは、その無意識で行なっている呼吸を
意識的に行なう技術だといえます。

では調気法とは如何なるものなのでしょうか。
調気法は呼吸法と同一ではないということ
さらに気をテーマにしていることから考えれば
調気法は、この無意識の呼吸のプロセスを遮断して
観を伴いながら意識的に行うことにより
気の制御をする行為だと考えられます。
気のエネルギーを制御する場合
初心者は、呼吸法や体内操作そして内観によって
コントロールすることになりますので
そこに接点を見出すことが出来ます。

「調気は外部的と、内部的と、静止的な働きとから成り、空間と時間と数とによって測定され、長くて細い。」(2-50)

呼吸は、現代医学では外呼吸と内呼吸に分かれます。
外呼吸は
肺胞とそれを取り巻く毛細血管との間のガス交換を指し
内呼吸とは
全身の細胞と血液との間におけるガス交換を言います。

ヨーガの呼吸法は
単に吸ったり吐いたりという外呼吸の役割が
主目的なのではありません。
それならばラジオ体操の深呼吸でも
似たような効果を得られるでしょう。

元より、坐法と調気等の身体的ヨーガ技法は
内呼吸の制御を目的としたものなのですから
ヨーガの呼吸法は、内呼吸の制御に直接的な役割を
果たさなければなりません。
これが「内部的な働き」なのです。

では静止的な働きとはなんでしょうか。
私は細胞内での化学的な働きの事だと考えます。
現代医学では定義上
“有機物を分解しエネルギーを作り出す過程”
をも内呼吸としていますが
この細胞内での血液の動きを伴わない状態での内呼吸を
私は静止的な働きだと解釈しています。

もし調気の気を、ヨーガ的なエネルギーと捉えるならば
外部的とは、肉体を包む雰囲気としての８番のチャクラを
内部的とは、体内の１～７番のチャクラを
静止的とは、１～８番の全てのチャクラを
各々同時に観察し
その流れを制御する事と考えられます。
なぜなら外部とか内部という以上
気の働く領域の区分について語られていると思うからです。

「内外の対象を排除したものが第四の調気である。」(2-51)
これは当然（2-50）との関連で考察されるべきでしょう。

佐保田博士は、（2-50）の解説で
・外部的調気――レーチャカ・クンバカ（呼息の後のクンバカ）
・内部的調気――プーラカ・クンバカ（吸息の後のクンバカ）
・静止的調気――ケーヴァラ・クンバカ（息が鼻孔に止まっているような状態を維持すること）
と解説されていますが、この（2-51）については、
「それについての詳細な検討は今は省くことにする」として
自説を展開しておられません。

博士は一例として、注釈家の中には
「この第四の調気法をハタヨーガのケーヴァラ・クンバカのこと」
とする人もいると述べられていますが
ならば、わざわざ別に（2-51）を設ける必要はないでしょう。

第三の調気法が第四の調気法と同じというのでは
説明が成り立たないのは明白です。
だとしますと、（2-50）についても
単純にクンバカの種類の違いだと解釈してよいのか
ということになります。

また（2-52）には
「調気法を行ずることによって、心の輝きを覆いかくしていた煩悩が消滅する」とありますが
息を止める練習をするだけで煩悩が消滅するならば
釈迦はあれほど苦労しなかったでしょう。
ですから、私は（2-50）がクンバカの種類の違いを述べていると
簡単に結論付けるのには疑問を抱いているわけです。

ではどのように解釈すればいいのか
浅学ながら私の考えを述べさせていただきます。

つまり内外の対象を排除するとは
文字通り、その境をなくすことであり
これは「動的な働き」の領域上の区分（内・外）の撤廃
を説明するものです。

そして動に対する静として
次に「静的な働き」が登場するわけですが
前者の領域的分類と、この動きの状態の区別とは
同じステージではないので、「外・内・静的」を
並列的に解釈するのは適当ではありません。

そして「第四の調気」ですが
１～３の調気とは明らかに独立したものとして登場します。
“内（１～７番のチャクラの領域）と外（８番のチャクラ）”
の境をなくす時には、肉体の消失感覚を伴いますが
これはいわゆる「空」の体験であり
そこではある特殊なエネルギーが働きます。
私はそれが第四の調気だと考えています。
「空」は肉体の実体感覚がない状態ですから
当然それに起因する煩悩など湧いてきません。
ですから、「心の輝きを覆いかくしていた煩悩が消滅する」
のは当然です。

ラーマナ・マハーリシ師は次のように語っています。
「プラーナーヤーマにはふたつの種類がある。呼吸を制御し調整する方法、そしてただ自然な呼吸を見守る方法である。（中略）呼吸を見守ることもプラーナーヤーマの形式のひとつである。吸気、維持、呼気の形式はより暴力的であり、各段階を追って正しい師が指導していなければ、危険をともなうこともあるだろう。だが、単に自然な呼吸を見守る方法はやさしく、危険を含むことはない。」
（「あるがままに」P257）

クンダリーニＪＰでは
火の呼吸を初心者向けの呼吸法として指導しています。
当初は早く激しく練習しますが
少し慣れてきたら速度も落として
優しくリズミカルな柔らかい火の呼吸に変わります。
火の呼吸だけで10種類用意しているのは
目的別という意味と共に、段階別でもあるのです。
常々講習会で申し上げているように
自然な呼吸の内観こそが、最も高度な呼吸法であり
そして繊細な観はヨーガを完成に導く重要な要素なのです。

ラーマナ・マハーリシ師は、前述のように
「自然な呼吸を見守る方法」を説かれています。
汗を流して一生懸命、吸ったり吐いたり
そして息を止める時間を競ってみても
それ自体はヨーガの完成からは程遠いレベルなのです。
これについては
天台小止観の第七章「善根発相第七」にも
随息観として登場します。
これは数息観（呼吸に集中しその数を数える瞑想法）
の次に行なうものです。
数息観はどちらかといえば凝念の技法に通ずるものですが
随息観は数息観のように呼吸を数えるのではなく
呼吸に心身を委ね、それを観察するものです。
つまり集中から観察への移行です。

「身体との自己同一化を完全に放棄することが呼気（レチャカ）であり、『私は誰か？』という探求を通して内側に消え去ることこそが吸気（プーラカ）である。唯一の実在である『私はそれである』（I AM THAT）としてとどまることこそが維持（クンバカ）である。これこそが真のプラーナーヤーマである。」（「あるがままに」P256）

身体との自己同一化の放棄
内側に完全に消え去ること
そして唯一の実在としてとどまること
これらは思い込みによって達成できるものではありません。
これはまさに「虚と空」の境涯でありヨーガのゴールなのです。

実際のところ、虚観と空観には
ある特殊な呼吸の制御が必要です。
これは独特な呼気・吸気・止息の調整なのですが
それは「虚と空」の入り口のところだけで使われるものであり
その領域に入ったならばまったく不要なものになります。

ラーマナ・マハーリシ師の鋭い洞察は
彼がその域に到達したことを示唆するものだと思います。
師の語るように、真のプラーナーヤーマとは
単に吸ったり吐いたりを繰り返すことではないのです。

5．制感（プラチャーハーラ）について

「制感とは、諸感官が、それぞれの対象と結びつかない結果、まるで心自体の模造品のようになった状態をいう。」（ヨーガスートラ2-54）
佐保田博士はこの部分を、次のように解釈されています。
「制感（プラチャーハーラ）とは、諸感官をその対象から手もとへ引きもどす、或いは感官が対象へ向かって動こうとするのを引き止めるという意味である。」
「各器官がそれぞれ独立に外界の色、声などの対象と結びつくことを止め、器官と心の動きとが一体になっているのが制感の境地である。」

この「器官と心の動きとが一体になっている」状態とは
内観の充実した状態に他なりません。
五感は通常外に向かって働こうとしますが
これを内側に向けなおし、各器官に向けて一致させることは
観の階梯で言うところの1～6（138ページ参照）に相当します。

「制感の行法を修習していくならば、ついには諸感官に、最高の従順さが生ずる。」（2-55）

博士の著書に寄れば
「感官の従順さとは、感官が、たとえ外界の対象へ向けられても、そちらの方へかけよらないことである。（中略）特に最高の従順さというときには、心が専念状態にある時に感官もまた外部の知覚を受け付けないことを意味している」（「ヨーガ根本経典」P114）
これは次の凝念に進む為の前段階と解釈してよいと思います。

凝念は、このような制感力の上に成り立つ境地ですから
博士が言うように、制感はヨーガ行法の本命ではなく
外部の部門としての役割なのです。

通常、従順とは
逆らうことなくおとなしく素直に従うという意味になりますが
私はいつも２つの座標の制御を通して理解頂いています。
それは心の座標と、身体の座標です。
このふたつがぴったりと重なっていると心身に緊張をもたらします。
そこでわざと心の座標を意図的にズラすわけです。
そうすると内部に「ぶつかり」のない柔らかな心身が得られます。

つまり従順とは
諸感官の全てを一致させるということではないのです。
例えば、ふたつの座標を一致させますと
動きが固定されてしまいます。
従順であるべき、或いは従うべき対象は
諸感官ではなく、自分自身の意思なのです。
ですから（2-55）は
感覚、諸感官を自らの意思に従って制御できるようになる
という意味に解釈すべきです。

先ほど「器官と心の動きとが一体になっている」状態とは
内観の充実した状態だ、と書きましたが
「最高の従順さ」のレベルになりますと
そこには内外の区別もありません。
観には
内観と外観、そして内と外の境を排除した観の３つがありますが
内観が鍛えられますと、
裏の関係にある外観力も同時に強くなります。
そしてそのパワーを以って境をなくしてゆくわけですから
全ての基本は内観力ということになります。

佐保田博士は次のようにも述べておられます。
「そして最後に、心の作用が完全に滅ぼされたとき、感官のはたらきもこれに追随して消滅することになる。」（P114）

これは後述しますが、まさに肉体感覚の消失そのものです。
つまり心の作用が完全に滅ぼされた時とは
「ヨーガとは心の作用を止滅することである」(1-2)
という境涯の前段階に相当します。
まさに肉体と8番のチャクラの境がなくなったときが
この最高の従順さを超えた最終段階の制感なのです。

スワミ・ヨーゲシヴァラナンダ師の「魂の科学」によれば
「制感の境地にあると、意思は外界の事物に捉われるということがなくなり、反対に、身体内部に向かって働くようになります。そしてこの時、感覚器官も外界の事物を捉えようと動き回ることをしなくなり、いわばその動きを止めた状態になってきます。」(P78)
とありますが、これも
“制感の境地が即ち内観の充実した状態”
である事を示唆しています。

参考文献
「魂の科学」
「続・魂の科学」
以上、たま出版。スワミ・ヨーゲシヴァラナンダ著

6．凝念（ダーラナ）について

「凝念とは、心を特定の場所に縛りつけておくことである」（ヨーガスートラ3-1）
博士は、「凝念とは制感とは反対に積極的な心理操作」であり
特定の対象に対して「心を動かぬように固定すること」
だといわれています。
確かに制感とは“観”によって得られる能力ですので
積極的に思念を凝らして集中する凝念から見れば
消極的だと言えないことはありません。
つまり、制感とは一種の観察であり、凝念とは集中なので
そこで働く力の質は当然異なります。

この観察と集中は
常に観察が先であることが望ましいのですが
実際の講習で体験的に確認して頂くのが一番だと思います。
観察と集中は、パワーとしては表裏一体の関係にありますが
それを顕在化させる場合
どちらが先かという順序は、全く異なる結果をもたらします。
それを実地で体験して頂くことは
ヨーガの成就にとって大きな意味を持つのです。
集中して観察するのでは
ヨーガは低いレベルで留まってしまうでしょう。
観察することに集中するのが
ヨーガの上達に不可欠な要件なのです。

制感に於いては内観の重要性が問われているわけですが
凝念つまり集中の前にあえて観察を位置づけたヨーガスートラは
集中—観察ではなく、観察—集中という正しい順序に沿って
書かれているといえます。
このヨーガスートラを、高度な技術書として読み解くならば
この書は多くの貴重な智慧を与えてくれることでしょう。

ところでスワミ・ヨーゲシヴァラナンダ師によれば
「精神集中行法といった場合、外界の事物に対するものと、身体内部の事物に対するものとがあるのです。」(P79)
として、外界の事物に対する精神集中法を
次のように列挙しています。

5元素	精神集中の対象（スワミ・ヨーゲシヴァラナンダ師）
地	オーム、黒い点、聖人の絵姿、神像など
水	鏡のように静まった水面
火	ランプやろうそくの炎、電球、祭壇の火
風	空気との接触、物と触れ合う感じ、寒暑、呼気や吸気
空	聖音の誦唱、河の音、体内の音の様に規則正しい音

私は以前より、五気、5つのムスビ、内・外観を
この5元素に対比させながら考えてきましたが、
私なりにこの5元素を内観に当てはめますと次のようになります。

5元素	内観の対象（クンダリーニＪＰ）
地	インナーマッスルのムスビ、骨格と臓器の内観
水	体液のムスビの内観
火	熱の産出と体内での誘導の内観
風	呼吸の内観
空	うねりのムスビ。エネルギーの流れの内観

クンダリーニＪＰでは、この内観に習熟したら
次は外観のトレーニングに移るわけですが
師は、その順序を逆にして次のように述べています。
「外界の事物を対象とする精神集中行法を熱心に修行してゆけば、身体内部にある事物を対象とする精神集中行法も上手にできるようになるわけで、そうなった暁には、それまで精神集中の対象としていた外界の事物も、最早、修行の上では必要でなくなってきます。」(P80)

例えば師の分類法では、聖人の絵姿、神像、祭壇の火
聖音の誦唱、などが列挙されていますが
これは元より宗教的な色彩が強い環境での事なので
その方が技術的に受け入れ易いとの判断からだと推察します。

私は当初より
“ヨーガから信仰などの宗教性を排除してゆく”
というスタンスですので、神像等のモチーフは使わず
あくまでもリアルな対象を選んできました。
まず体内に限定した生理的な内観から始め
そこで培った繊細な感覚を以って外観を深めてゆく
という手法を採用しています。
また外観に於いては、師のような精神集中の対象を用いず
自分を取り囲む大気の質を、様々な角度から繊細に観察する
ように、指導しています。
それは後日、静慮によって肉体感覚の消失を自在に行なう際に
より有効な下準備となりうるというのも理由のひとつです。

ラーマナ・マハーリシ師は、次のように語っています。
「瞑想とはひとつの想念だけを想いつづけることだ。そのひとつの想念が他の全ての想念を遠ざける。心の散漫は精神力の弱さの兆候である。たゆみなく瞑想を続けることによって心は力を得ていく。つまり、移り変わりやすい心の弱さが、その背後にある恒久的な無心状態に場を明け渡すのだ。この無心の広がりが真我である。」
（P206）

この「他の全ての想念を遠ざける」力を養うのが
ここでの凝念の修行となりますが
「恒久的な無心状態に場を明け渡す」には
前述のように静慮が不可欠です。
ただ凝念の力が弱くては
静慮もままならないのは言うまでもありません。

なぜならこの相反する力は
実際にはベクトルの向きの違いに過ぎないからです。
凝念の力が弱ければ、静慮もまた弱いのです。
この表裏のような両者の力は
三昧に入る際にも不可欠なものとなります。

参考文献
「あるがままに」
「不滅の意識」
「ラマナ・マハルシの伝記」
以上、ナチュラルスピリット刊。
「ラマナ・マハルシの言葉」東方出版刊。
「沈黙の聖者—ラマナ・マハリシ–その生涯と教え」出帆新社刊。
「ラマナ・マハリシの教え」めるくまーる刊。

7．静慮（ヂャーナ）について

「静慮とは、同一の場所を対象とする想念がひとすじにのびていくことである」（ヨーガスートラ3-2）
佐保田博士は
「凝念によって一点に凝結された意のはたらきが、今度はのびのびと、しかし整然と、あるひとつの対象を中心として伸転してゆくのが静慮である。（中略）凝念は集中的であるのに対して、静慮は拡大的である。」（P116）
と述べられています。

つまり、エネルギーの向かう方向性が正反対と言うことです。
静慮とは、いわば凝念である特定の対象に集中していた心が
一転して、広くそして深く、自由に展開されていく状態ですから
凝念の延長線上に素直に並んでいるわけではありません。
方向が反対なので
凝念を頑張れば自動的に静慮に至ることはないのですが
これはあくまでも技術的な話です。

博士は
「静慮は凝念の延長線上にあって、その間に断絶はない。凝念のときと同一の場所を対象とする想念の流れが中断することもなく、ひとすじに伸転していって静慮に転入して行くのである。」（P116）
と述べられていますが
それも考え方としては基本的に正しいと思います。
細かな言葉のアヤは別にしまして
根幹となる部分については概ね同感です。
特に「転入」という語句の使い方は絶妙だと思います。

「凝念は思念対象となる一点をしっかりとすえつけることであり、静慮はその一点を中心とした同心円の形に、または絶えず原点に帰る螺旋の形に、思念の内容を拡げてゆくことだと説明してもよい。」（P116）

博士は、学者としてヨーガを学問的に研究されただけでなく
実践者としても、大変深く学ばれただけあって
この静慮の解釈も実に的を得ていると思います。

ところで凝念には、先に述べたように
内的なものと外的なものの２種類があります。
具体的には、内観と外観ということになりますが
ただ単に外観するのでは静慮にはつながりません。

密教ヨーガでは
下層から上層に向けてチャクラを活性化させてゆきますが
７番目まで到達したらそこで終わりにするわけではありません。
通常、凝念レベルであれば
サハスラーラに留まるエネルギーを丹田に降ろして終了させますが
静慮の場合は別の展開に進みます。
確かに各チャクラを活性化させる場合は凝念でもいいのですが
これはあくまでも７番目までの話です。
そして次は凝念と静慮を上手く使い分けながら
そのパワーを頭頂から外に放出して
８番目のチャクラに注ぎ込みます。
するとそのエネルギーは
８番チャクラ即ち肉体の周囲を取り巻く大気の中を
螺旋状に降下してゆきます。
そしてそのパワーを、再びムラダーラから体内に取り込み
何度も循環させながら増幅するわけです。

道家に小周天という技法がありますが
それは体内の任脈と督脈を使って気を循環させるものです。
静慮段階のヨーガでは、経絡は使いませんが、イメージとしては
小周天を身体の内外に拡大して行なうような循環的技法
になるわけです。

この螺旋の向きは、その時折に発現したエネルギーの種類によって
右遷の場合もありますし、逆に左遷の場合もあります。

このような練習を繰り返してゆくうちに
８番のチャクラはどんどん密度が高まり、強力になってゆきます。
懇意にさせて頂いている中国拳法の老師の方々も
「まるで水の中にいるような感覚」とか
「海水の中で波を感じているような感覚」だと喩えられていますが
全くその通りだと思います。

そして密度が高くなってきましたら、いよいよ静慮の本番です。
まず各チャクラから８番に向かってパワーを拡大してゆきます。
当然この時は、すでに体表で８番のチャクラの波といいますか
空間の歪みを強く感じているわけですので
本来ならば２つの波紋がぶつかり合ってもよさそうなものですが
呼吸に合わせて交互に出入してゆくことで
両者の境を徐々になくすことができるのです。

この双方向的な融合の際に、静慮の技法が不可欠なのです。
ところで、この静慮は、のちに仏教で音写され禅那となり
その後、禅として独自の発展を遂げます。
博士が言うように
「ヨーガ心理操作の最も中心的な過程」なのですから
重要な価値のある技法として採用されたのでしょう。

ところで、この一連の流れを別の視座から考察したいと思います。
凝念とは心を特定の対象に留めて動かさない事を指しますので
技術的には、本来三昧とも静慮とも矛盾するものです。
ただ中国で言われているように
「陰極まりて陽となり、陽極まりて陰となる」
という変化を期待する場合には
実はもうひとつ別の力が必要になります。

もしも、その力が働くならば
特定の対象に集中していた心（意）は一瞬にして解き放たれ
後に残った「識」は、次元の壁を越えることができるのです。
では、その「別の力」とはなんでしょうか。
それはグルによるシャクティパッドに他なりません。
ですからヨーガでは
グルなくして成就は難しいと言われるのでしょう。

ところでラーマナ・マハーリシ師は
ディヤーナについて次のように説明しています。（P206）
「自分の本性からけっしてそれることなく、しかも自分が瞑想しているという感覚などないまま、真我としてとどまることである。」
これは前述の
「瞑想とはひとつの想念だけを想いつづけること」
の後に続けて出てきますので
ここでの瞑想とは凝念と考えてよいと思います。

真我として留まるのは確かにとても難しいことですが
その際の前提条件は「本性からけっしてそれることなく」と
「瞑想しているという感覚などないまま」のふたつです。
つまり「鎮まった状態」で
かつ「特定の対象に集中していないこと」が
その要件だというわけです。
“静慮と凝念は同時に共存できない関係にある”
というのが結論なのです。

8．三昧（サマディ）について

「その静慮が、外見上、その思念する客体ばかりになり、自体をなくしてしまったかのようになった時が、三昧とよばれる境地である」(ヨーガスートラ3-3)
佐保田博士は
「心理学的にいえば、主観の存在が忘れ去られて、客体だけが意識の野を占領する状態である」
と書かれていますが、まさしくその通りだと思います。

私は「意と識の分離」というように説明していますが
ヨーガで止滅させる対象は「意」であり「識」ではありません。
なぜなら識は、意の働くフィールドであって
ヨーガの技術によって止滅させることはできないからです。
つまり識なくして個の存在もありません。
また、この識は、個を超えて、全体とも繋がっています。
ですからそこに全体との合一と融合
つまりタントラへの道が開かれるわけです。
後述しますが、ヨーガは意と「個の段階の識」を対象とし
タントラは個を超えたより深い階層を対象としているのです。

ヨーガスートラは、この三昧について２グループ挙げています。
その理由を考えることは
ヨーガの本質を知る上で大きな意味を持ちます。
まず有想三昧と無想三昧についてですが
ヨーガスートラは次のように列挙しています。(1-17) (1-18)
1．有想三昧
　① 有尋三昧
　② 有伺三昧
　③ 有楽三昧
　④ 有我想三昧
2．無想三昧

博士の解説によりますと
ヨーガ八部門の内の最初の５つは
「有想三昧を得るのに障害となるものを取り除く手段でしかない」
とあり、後の三部門は
「有想三昧そのものを得る直接的な手段」ということです。
ならば、ヨーガの８部門では
無想三昧には直接的に到達できないことになってしまいます。

しかしながら（1-20）では
「ヨーガ行者たちの無想三昧は堅信、努力、念想、三昧、真智を手段として得られるのである。」
と書かれています。
幾つか列挙されているうちの三昧、真智ならわかりますが
堅信、努力、念想となりますと、むしろ想を強めることとなり
無想三昧に逆行する様な気がしてなりません。
凝念、静慮と段階を追って精密に積み上げてきたものが
根底から崩れてしまうように思うのは私だけでしょうか。
或いは、この堅信、努力、念想は
次の「自在神への祈念」の前段階として
宗教的な要請で後日加筆された、ようにも思えます。

しかしながら、見方を変えてこの５項目を並列としてではなく
無想三昧に至るための階梯として解釈するならば
ヨーガスートラの８部門に対比させた場合次のようになります。
・堅信〜五禁戒と五勧戒
・努力〜坐法と調気
・念想〜制感と凝念
・三昧〜静慮と三昧
静慮を念想に入れるかどうかと
真智に何を当てはめるかは難しいところですが
このように考えますと、結構すっきりすると思います。

ところで、この三昧ですが、(1-42) から (1-51) では
全く別の分類が記載されています。
1．有種子三昧
①有尋定
②無尋定
③有伺定
④無伺定
2．無種子三昧

ヨーガスートラでは
心が止滅した後に出現するものとして無種子三昧をあげ (1-51)
最も内奥の領域だと位置づけています (3-8)。
「最後に、この真智をも止めてしまった時、一切の心の作用が止まってしまうから、無種子三昧が出現する。」(1-51)
「綜制に属する三部門は、それまでの部門に比べて内的な部門である」(3-7)
「しかし、これとても無種子三昧にとっては外的部門に過ぎない。」(3-8)

綜制とは、凝念・静慮・三昧のことです (3-4)。
三昧には幾つもの段階があり、各々質の異なるものなのですが
最後に出現すると書かれているのが
この無種子三昧なのです (1-51)。
ここでは綜制に属する三昧を越えたものとして登場しますが
それは“ヨーガの技術的範疇を超えた境地である”
という表明でもあります。
なぜならこの無種子三昧は、意図して作り出すものではなく
「出現する」とあるように、一定の条件が整った時その結果として
自発的に顕れる境地だからです。

ところで、なぜパタンジャリーは
三昧に二通りの分類を用意したのでしょうか。

もし両者が同じものを意味するのであれば
区別する必要はないはずです。
ですから私はその意味と目的を考えるべきだと思います。

これについては、三昧の定義（3-3）と
定の定義（1-41）を比較検討すれば
ある程度推測することができるでしょう。
「その静慮が、外見上、その思念する客体ばかりになり、自体をなくしてしまったかのようになった時が、三昧とよばれる境地である」
「かくして心の作用がすべて消え去ったならば、あたかも透明な宝石がそのかたわらの花などの色に染まるように、心は認識主体（真我）、認識器具（心理器官）、認識対象のうちのどれかの上にとどまって、それに染まる。これが定とよばれるものである。」

佐保田博士は
「定（サマーパティ）は三昧というのと内容に於いてはちがわない。（中略）定義の仕方は多少ちがっているが、主旨は変わらない。」
と述べておられますが（P82）、ならば何故
ヨーガスートラで、わざわざ別の基準に基づく分類を掲げて
個別に説明をしなければならないのでしょうか。

もちろん（1-46）にあるように
定は、三昧の中に位置づけられているわけですので
「定義の仕方は多少違っているが、趣旨は変わらない。」
というのも頷けますが、それでは迷路に嵌ってしまうようで
わざわざ分類した意味が明確ではないように思います。

博士は（1-18）の解説で
「この二種の分類は決して同じではない」と、断じておられますが
それでは「決して同じではない」というその違いについて
ここで検討してみましょう。

私は、その答えは
「〜などの意識を伴っているものは有想とよばれる」(1-17)
という一文に顕れているように思います。
つまり「想」というのがポイントなのですが
ヒントは他にも幾つかあります。
たとえば（3-3）で主体ではなく「自体」とした点や、さらに
「色に染まる」「外見上」等々が手掛かりになることでしょう。

最初の分類に於ける有想三昧では
各段階ごとに想がひとつずつ減ってゆきます。
つまり無想三昧に至る前では
心の作用は消えていないわけです。
想とは、心の働き（作用）そのものです。
ですからヨーガの定義からすれば
止滅させるべき対象になります（1-2）。
これは止観の「止」が主役になる世界です。

一方、「定」は
「透明な宝石がそのかたわらの花などの色に染まるように」
ということですから、まさしく止観の「観」に通じます。
ところが、この定義によれば
定とはその前提として「心の作用がすべて消え去った」状態
であることが必須なのです。
故に段階的に想が消えてゆく有想三昧とは
全く異なる世界だといえます。

この「想があるかないか」という点は
三昧を理解する上でとても大事なポイントになります。
なぜなら、ヨーガそれ自体の定義
「ヨーガとは心の作用を止滅することである」(1-2)
に直結するものだからです。

しかしながら
この想についての扱い方だけを分類の条件とするのは
いささか早計だと思います。
そこでそのような表面的判断ではなく
別の角度から考察してみます。

「客体ばかりになり、自体をなくしてしまった」状態とは
「自体―肉体感覚の消失」を意味しますので
これは「空」の境涯です。
ちょうど無重力空間に
自らの存在だけがぽっかりと浮かんでいるような状態です。
ヨーガの技術的にはさほど難しくないので
正しい方法で熱心に取り組めば体得できるはずです。

ではもうひとつのキーワード「色に染まる」とは
何を意味するのでしょうか。
私は、これは「虚」の境涯を指していると思います。
虚とは、中身のない器だけになる状態なので
注ぎ込むものによって何にでも染まることができます。
だから「虚《うつろ》」という文字を充てるわけです。

この空と虚は単に視座の違いによるもので
元を辿れば表裏の関係にあります。
ですから、ヨーガスートラに於いても
両建てで言及する必要があったわけです。
このように考えますと
三昧について2系統あるのは、当然の成り行きなのです。

またヨーガスートラでは、(2-17)から(2-25)にかけて
「みるものとみられるもの」について詳細に検討していますが
これも、2種類の三昧を考える上で参考になることでしょう。

いずれにせよこの一連の流れは
「意識の解体過程」を説明するものです。
消去法によってひとつずつ削除してゆくプロセスが
実に上手く説明されていると思います。

ところで、ラーマナ・マハーリシ師は
ディヤーナとサマーディの違いについて
実に明瞭な言葉で説明しています。
究極のサマーディに於いては
努力する主体である我はすでに存在しないのです。
「ディヤーナは、意図的な精神的努力によって達成される。サマーディにおいてはそのような努力はない。」(「あるがままに」P206)

努力は「意」の働きの表れです。
ですから無想三昧や無種子三昧の境涯では
当然努力など介在する余地はありません。

「外的サマーディとは世界を目撃している間も、内面ではそれに反応することなく実在をとらえていることだ。そこには波のない海の静寂がある。内的サマディは身体意識を失った状態である。」(「あるがままに」P279)

これは実に的を得た表現だと思います。
師の文学的な才能の素晴らしさと
至った境地の確かさがよく表れています。
「反応することなく実在をとらえている」
「身体意識を失った状態」、というのが
ここでの大事なポイントです。
意の動きが止まった状態で、観がそのあるべき姿となり
空と虚を体現する
それこそがまさに「ヨーガのサマディ」なのです。

〈コラム〉 解脱観の変遷

ヨーガにおける解脱観の変遷について検討したいと思います。
ヨーガスートラは、サーンキャ・ヨーガ派の代表的な文献であり
ハタ・ヨーガ・プラディーピガーはシヴァ派の作品です。
佐保田博士は「ヨーガ根本経典」に両書を収録しておりますが
一般的なハタ・ヨーガ系流派でも
この両書をヨーガの基本書として採用しているようです。

ところで博士は、この両著を
顕教ヨーガ系と密教ヨーガ系ということで
はっきりと区別されていますが
果たして秘密教義かどうか、という違いなのでしょうか？
悟りの到達点は同じだが
そこに至る方法が異なるという解釈なのでしょうか？
それとも、ベースになっている思想が異なるわけですから
その目指す境地にも相違があるのでしょうか？

そこで先ず
ヨーガスートラの背景について考察したいと思います。
「サーンキャ哲学は二元論的多元論という世界哲学史上でめずらしい体系を持った形而上学です。二元論というのは、世界の究極原理を真我（プルシャ）と自性《じしょう》（プラクリティ）の二つに分けることです。両者は絶対に同一起源にさかのぼることはできないし、融合して一つになることもありません。永遠に相容れず、互いに独立した形而上学的原理なのです。では何故、多元論というのかというと、自性は世界で唯一の根源的実在だが、真我の方は生き物の数だけあると主張するからです。」（「ヨーガ根本経典」P39）

このサーンキャ哲学は
もとよりヨーガの心理学的考察を基盤として発達したものですから
表裏の関係にあるヨーガ行法を理論化する上でも最適でした。

そしてサーンキャ哲学を体得する為の行法として
精密に再構成され、理論武装した上で成立したのが
サーンキャ・ヨーガと呼ばれる体系なのです。

このサーンキャ・ヨーガ理論の集大成であるヨーガスートラでは
最初に「ヨーガとは心の作用を止滅することである」(1-2)
と述べ、次に
「心の作用が止滅されてしまった時には、純粋観照者である真我は
自己本来の状態にとどまることになる。」(1-3)
「その他の場合にあっては、真我は、心のいろいろな作用に同化した形をとっている。」(1-4)
と続けています。
では、この基となったサーンキャ哲学に於ける解脱観とは
如何なるものなのでしょうか。

博士の解説（1-3）によれば次の通りです。
「真我は客観的対象をただ見ているだけの純粋な観照者なのである。心理現象は、自性から展開した無意識性の心理器官の変容の上に真我の純粋意識性、または照明が映った結果生じたのである。真我自体は独立自存の絶対者で、時間空間の制約をうけず、つねに平和と光明に満ちた存在である。これが各個人の真我の本来の在り方なのであるが、この真我が、自性から展開した客観的な存在と関係した結果、自己本来の姿を見失って、自分がいろいろな苦を実際に受けているかのような錯覚におちいっているのが、われわれの現状である。この錯覚をどうしたら取り去ることができるか？　ここにヨーガの課題がある。つまり、ヨーガのねらいは、真我の独存を実現するにある。これがサーンキャ哲学の考える解脱である。」

つまりヨーガスートラに於いては
この「錯覚」を除去する為の技術が
ヨーガに期待されているわけです。

ですから錯覚除去の手段として
「心の作用を止滅すること」が要求され
それに基づいて8部門のカリキュラムが組み立てられているのです。

しかしながら、これらは全て
「真我と自性」という二元論的多元論の形而上学を
その根拠としていますので、もしもその仮定が真理でなければ
ヨーガスートラの考え方は根底から崩れることになります。

先にヨーガスートラの最初の二句をご紹介しましたが
まず心の作用を止滅することによって錯覚を排除し
苦からの解放を得ます。
そして純粋観照者である真我が
自己本来の状態に留まる事で、解脱を達成するわけですが
この「永遠に相容れず、互いに独立した形而上学的原理」は
最後まで合一・融合することはありません。
そうしますと、真我の方は生き物の数だけあるにもかかわらず
各々があくまで純粋観照者として独存するだけで
他者との関係を一切持たない事になります。

それに対してウパニシャッドに始まるヴェーダーンタ哲学は
アートマン（個の根源的原理）と
ブラフマン（世界の根源的原理）とが
一体であると説く梵我一如の思想を主張します。
両者が同一であることを悟ることによって、真の自由を獲得し
全ての苦しみから離れることで
解脱を達成しようというわけです。

この思想が広まるにつれて
ヴェーダーンタ哲学を背景としたジュニャーナ・ヨーガが
徐々に、ヨーガの主流となりました。

ただ、このアートマンは真我と翻訳されることが多いので
先のプルシャと混同しがちですが
そこには本質的な違いがあります。
独存を目指すか、合一・融合を目指すか
背景となる思想の違いは、目的地だけでなく
その修行方法にも大きな影響を与えます。

「ヴェーダーンタはアートマン（真我）とブラハマン（宇宙実存）との一体性の自覚を究極目的とするから、真我（プルシャ）と自性（宇宙根源）との完全分離を理想とするサーンキャ哲学とは根本的に違っているということができる。」（「ヨーガの宗教理念」P218）

このヴェーダーンタの思想は、後に
密教ヨーガの諸流派にも様々な形で受け入れられてゆきます。
ヨーガスートラに於いては
2-17、2-22、2-23、2-24、2-25に述べられているように
真我と自性の結合こそが苦の原因であり
結合がなくなることによって真我の独存が達成される
と説くわけですから、明らかに分離を目的としています。

ここでひとつ考えなければならないのは
ヨーガスートラのヨーガがラージャ・ヨーガと呼ばれている点です。
これはハタ・ヨーガ・プラディーピガーを解読する際に
とても大きな問題を提起することになります。
分離か合一か、この全く正反対に思えるベクトルは
長い年月を経て、新たな展開を見せることになるのです。

佐保田博士は
この２つの流派（サーンキャ・ヨーガとジュニャーナ・ヨーガ）に
カルマ・ヨーガを加えた三流派を顕教ヨーガとされていますが
これに対してシャクティ思想を基盤とする密教ヨーガの解脱観は
さらに大きな変貌を遂げたものになります。

「タントラ思想とインド教とは同時に起こったということができる。(中略) しかしながら、この新しい形のバラモン系の宗教は内実的には旧来のバラモン教とは非常にちがったものであった。この新しい宗教では、人格神的色彩の強いシヴァとヴィシュヌが最高神としてあがめ祭られた。シヴァ神を信仰するインド教の宗派のなかからシャクティ女神を信仰する宗派が生まれてくる。シャクティは『ちから』という意味で、シヴァ神が世界を創造する時の創造力を具現したものと考えられているが、しかし、この女神信仰の出現には、原始的な女神信仰や陰陽神の信仰の復活が根本動機となっていることは疑えないのである。そして、特に密教ヨーガはシャクティ信仰と密接な関係を持っている。」(「ヨーガの宗教理念」P235)

世界各地で広く行われているハタ・ヨーガは
シャクティ派のゴーラクシャ・ナータによって開発されました。

彼のハタ・ヨーガは「一つの完成されたシステム」を有し
「シャクティ派の女神信仰と、インド神秘思想の共通の目的である解脱へのあこがれが生きている」(「ヨーガの宗教理念」P237)
とのことですが、ここでの解脱観は
先のヴェーダーンタ哲学とはやや異なるものでした。
シャクティ派の思想では、次のように考えます。

「世界創成に関して、密教的思想の体系のなかでは、純粋な精神原理であるシヴァ神と、その精神原理が具体的世界を創造してゆくときの力としての原理であるシャクティ女神との一対の原理が必要とされるが、この二つの原理は造られた世界の各存在のなかに内在していると考えられている。人間についていえば、純粋精神であるシヴァは頭の頂上にあるサハスラーラという座(チャクラ)に鎮座し、その具体的創造力であるシャクティは脊柱の最下底にあるムーラーダーラという座に休らっている。通常この偉大な創造力または具現力であるシャクティは潜勢的な状態にあって働かずに、その二次的な現象であるプラーナ(生気)が身体を支持し、働かせる仕事をやっている。この平素は脊柱の下底で『眠っている』力を目ざめさせ、脊柱の中心を通じている気道を登らせ、終極的に頭の頂上のシヴァに合一させることが、ヨーガ行のねらいとなる。つまり肉体の力を霊魂の中へ没入させるのが密教ヨーガの目的である。この両者の結合は三昧、忘我の中で実現するもので、この時全身に法悦が満ち、個人意識は至高な宇宙意識と合一するのである。」(「ヨーガの宗教理念」P238)

これは従来のヨーガの考え方とは
かなり異なるものでしたので
それに基づいた独特な技法体系が編みだされました。
それがハタ、マントラ、クンダリーニなどの密教ヨーガです。

ところで
インドにおけるタントラ体系（教説、行法、儀礼等）は
大小無数に生まれましたが
中でもバラモン系と仏教系の２つが主流となりました。
これらは互いに刺激と影響を与え合いながら発達してゆきますが
時代的にはかなり古い話です。

「二～三世紀頃に現れたタントラ的宗教運動は六、七世紀頃になって大いに発達し、インド宗教界を風びするに至り、多くの宗派を生んだ。その後もタントラ思想はバラモン、仏教の両系統の宗教の中で主流の位置を占め、仏教系ではネパール、チベットに入って仏教を代表する思想となり、インドではインド教の中心的思想となって今日に及んでいる。」(「ヨーガの宗教理念」P224)

ヨーガスートラは紀元５世紀頃の作と言われていますが
それが編纂された当時は既に
仏教の中観や唯識、そしてタントラ思想は
インドに於いて相当な地位にあったわけです。

ですから、ヨーガスートラの編者であるパタンジャリーは
瑜伽唯識論を大成させた無着（紀元310～390年頃）達や
中観の龍樹（紀元150～250年頃）の論説についても
相当詳しく知っていたはずです。
佐保田博士の言うように
仏教の影響を受けているならばなおさらでしょう。

つまり仏教やウパニシャッドそしてタントラ思想を知った上で
ヨーガスートラが編纂された、という事実を
確認する必要があります。

蛇足ですが
ハタ・ヨーガ・プラディーピガーが16～17世紀の著作である事から
密教ヨーガがその頃になってはじめて技術的に体系化された
と考えがちですが
所作タントラは２～６世紀、行タントラは７世紀前半
瑜伽タントラは７～８世紀、無上瑜伽タントラは８～12世紀
に確立しているので、技術的な詳細は別として
密教ヨーガもかなり古い時期から行なわれていた
と考えるべきだと思います。

このように、ヨーガにおける解脱観は
何度となく変遷を遂げてきました。
目標の在り方が変われば
当然そこに至る技術も同じではありません。
ただ最も基本的な部分には一定の共通性がありますので
そこを根拠としてある程度の寛容さと妥協が
許されていたように感じます。
「インドの神秘思想は全て、個人のたましい（真我）の解脱を究極的課題としてきた。解脱というのは、たましいがすべての束縛から永遠に自らを解放した状態のことである。」（「ヨーガの宗教理念」P232）

ただ、真我の定義、束縛と解放の論理等については
各流派で当然主張は異なりますので
それを達成する為の技術もまた個別に発達することになります。
もっともこれらはある種の神秘主義といえるものなので
単なる知識の集積によって解脱に至る
というスタンスではありません。
然るべき修行によって三昧を体得し
解脱を達成するという考え方なのです。

顕教というと学問主体のように想いがちですが、佐保田博士も
「顕教ヨーガは神秘主義型」(「ヨーガの宗教理念」P229)
だと言われていますので
ヨーガは顕密共に神秘主義がその根底にある
と考えてよいでしょう。

ところで、以上の流れを理解した上で
ヨーガが宗教と混同される理由について考えてみたいと思います。
異論のある方も居られるとは思いますが
私はそれぞれの思想的背景に起因するものと考えています。

つまり、「真我と自性」、「アートマンとブラフマン」
「シヴァ神とシャクティ女神」といった関係を
信ずるかどうかからスタートするわけですから
そこで「信仰」が要求されるのは当然の成り行きでしょう。

つまりどの解脱観を信じるかによって
選択されるべきヨーガ流派も必然的に決まってゆくわけです。
なぜなら宗教的世界観への信仰は
対応関係にある解脱観と常にリンクし
その手段たるヨーガの技術体系も
セットとして設定されているからです。

ハタ・ヨーガ系流派では
シヴァ神を礼拝させる所が少なくありませんが
全てのヨーガ流派が同一の信仰を要求していないのは
以上の様な理由からです。
でも逆の見方をすれば
ヨーガは以上の各系統の他に、仏教各派そして道家等々
さまざまな宗教・思想に取り入れられてきましたので
本来的には特定の宗教性がないといえます。

私は、ヨーガを宗教の呪縛から切り離し
そのエッセンスを如何にして取り出すかに苦心してきました。
本書を書くにあたって
スッタニパータ、大パリニッバーナ経、ダンマパダなどの原始仏典
そしてラーマナ・マハーリシ師の言行録等を度々引用致しましたが
それは信仰を否定し、他者への依存を認めない釈迦の姿勢と
輪廻転生を否定し、盲信を奨めないラーマナ・マハーリシ師の姿勢
に心から共感したからです。

クンダリーニＪＰでは、ヨーガを通して、
強靭な体力、卓越した脳力、研ぎ澄まされた感覚
そして解放された意識を獲得することを目指しています。
ヨーガによって自らを輝かせ
一度しかない人生をより豊かなものにすることが
何にもまして望ましいことだと考えます。

本書では
サマディに至るプロセスとテクニックについて
かなり詳細に解説したつもりですが、私のサマディ観は
「真我と自性」等の特定の宗教的世界観に
縛られるものではありません。
なぜなら目を開けてみなければ本当の事はわからないからです。

この「目を開ける」技術こそ
本来のヨーガであるべきだというのが私の認識です。
そして真に目を開けたとき
そこに何が待っているのか、何が起こるのか
その答えは自らの力で得るべきで
他人に与えてもらうものではありません。
ですから「信仰を捨てる」ことが真理探究の第一歩なのです。

釈迦は次のように語っています。
「アーナンダよ。今でも、また私の死後にでも、誰でも自らを島とし、自らをたよりとし、他人をたよりとせず、法を島とし、法をよりどころとし、他のものをよりどころとしないでいる人々がいるならば、かれらはわが修行僧として最高の境地にあるだろう、——誰でも学ぼうと望む人々は——。」(「ブッダ最後の旅〜大パリニッバーナ経」第2章26岩波文庫)

「法」とは、伝承や学問で得るものではありません。
適切な技術と、真摯な探求を通して自ら体得すべきものであり
だからこそ「よりどころ」となるのです。

人間が造りだした宗教的世界観に基づく真理からの脱却
そして盲目的信仰に起因する思い込み型「安心」の放棄は
真の自由を得るための最初の課題です。
あてがいぶちの教義に自縛されるのは
もう卒業しようではありませんか。

第4章 タントラとヨーガ

1．タントラの定義

ここでヨーガとタントラについて考えたいと思います。
タントラ、この聞き慣れない言葉は
ヨーガの世界でも大変重要な意味を持っています。
ヨーガの起源についてはある意味で
「人類の太古までさかのぼることができる」（佐保田博士）
と言われていますが
私はむしろタントラ的なものが最初にあったと考えています。

確かに、一般的にタントラという場合
２～３世紀頃からインドで発達した密教的な思想を指しますが
それはタントラをどのように定義するかによって変わってきます。

たとえば、インド密教の権威である松長有慶先生は
“古代インド人の間で古くからもち続けられた民間信仰、祭式、儀礼、そして医学、薬学、天文学等の科学などを包含した民衆文化を総括した名称”だと言われています。

もっともタントラについての研究はまだ結論には程遠いようなので
学者ごとに見解がわかれていても不思議ではありません。
そこで学問的な研究は専門の学者の先生方にお任せするとして
私は技術的な面からタントラを考察してみたいと思います。

タントラという名称ではなくとも
その元素となるタントリズムの素材部分は
インドに限らず世界各地に古くから散見できます。

たとえば五大文明の随所に
タントラ（秘教）的な要素を見ることができますが
それらは原理的にひとつの共通したものを持っています。
それは合一と融合のメソッドです。
先に述べたように、ヨーガという言葉は
元々古代サンスクリット語で「馬を車につける」という意味であり
そこから二次的に「ムスぶ」「結合する」などの意味で
使われるようになったと言われていますが、文献的には
釈迦以前のウパニシャッドに見出すことが出来ます。
いずれにしても、そんな古い時代からヨーガという言葉は
既に瞑想や三昧の行を意味していたわけです。

たとえばハタヨーガは
ゴーラクシャ・ナータがまとめ上げたものですが
それ以前から行法のかなりの部分はあったと思われるわけで
彼がその全てを創作したわけではありません。
それと同じく、タントラやヨーガという言葉の成立以前にも
その元となる技法は存在していた
と考える方が自然だと思います。
ですから私は、あえてタントラを広義に解釈し
特定の宗教や思想に囚われずに
その元素的マテリアルを世界各地に求めて
研究することにしました。

ところでハタ・ヨーガ・プラディーピガーによれば
ラージャ・ヨーガはハタ・ヨーガの上位に位置しています。
でもそれをもって流派の優劣を語るのは適当ではありません。
むしろその背景を考察すべきだと思います。
何故密教（タントリズム）が必要になったのか？
顕教ヨーガでは充分でなかったのか？
この問題についての私の答えは次の通りです。

顕教ヨーガそれ自体が有効であるためには
ラーマナ・マハーリシ師のようなサッド・グルが不可欠なのです。
しかしいつの時代でも常にサッド・グルがいるとは限りませんし
仮にいたとしても世界各地にいるわけではありません。
そこでサッド・グルの機能に代わる何らかのシステム
が求められました。
それがハタ・ヨーガなどの密教ヨーガのメソッドなのです。
この密教ヨーガの確立によって
誰もがある程度の境涯まで到達することが可能になりました。
しかしそれでも正しく導いてくれるグルは不可欠です。
ただ、この場合のグルは
必ずしもサッド・グルのレベルである必要はありません。
もちろんサッド・グルであればそれに越したことはありませんが。
このグルとサッド・グルの違いですが
つまるところタントラのシャクティパッドができるかどうか
にあると思います。
ラーマナ・マハーリシ師はしばしば
サットサンという言葉を使われました。
これは沈黙の力であり、真理との交わりを意味しています。

師は次のように語ります。
「触れること、見ることなどによるイニシエーションは順位の低いものである。沈黙による伝授はすべての者のハートを変えてしまう。」(「あるがままに」P189)
「沈黙は最も強い影響力を持っている。いかに聖典が広大で力強いものであっても、その効力は無に等しい。グルは静寂の内にあり、周囲のすべてを平和で包み込む。彼の沈黙はすべての経典をひとつにしたものよりもさらに広大で、さらに力強い。」(P190)

つまりサッド・グルの臨在のなかで
シャクティパッドによるサットサンが行なわれるのであれば
顕教ヨーガはその力を存分に発現することができます。

でもその機会がないならば
何かがその代わりを務めなければなりません。
さもなければ言葉だけの理解で終わってしまうからです。

そこで、真理に触れることを望むならば誰もが
正しい体験を得られるように適切なカリキュラムが開発されました。
それがグルの指導による密教ヨーガの修行体系なのです。
結論を言えば、タントラへ導くために顕教ヨーガが生まれ
顕教を体得する為に密教ヨーガが必要になったと解釈できます。
それはこの一連の流れを時系列的に整理してもわかるはずです。

＊参考文献
「理趣経」（中央公論新社刊）
「密教」（岩波書店刊）
「三教指帰」（中央公論新社刊）
「秘密集会タントラ和訳」（法蔵館刊）
「タントラ　東洋の知恵」（新潮社刊）
以上　松長有慶著

2．三種類のタントリック・ヨーガ

タントリック・ヨーガには、大きく分けて3種類の体系があります。
ホワイト・タントリック・ヨーガ（スピリチャル・ヨーガ）
レッド・タントリック・ヨーガ（性的ヨーガ）
ブラック・タントリック・ヨーガ（呪術的ヨーガ）
その実際は伝承も様々であり、内容的にもかなり複雑な為
私はあえて中国の丹道と比較しながら理解するようにしてきました。

元々中国には不老不死の仙人に憧れる風潮があり
秦の始皇帝の逸話にあるように
紀元前の昔から神仙道や丹道が盛んでした。
そのため外来文化としてのヨーガの技術も、丹道のみならず
養生医学の科学的分野等に盛んに採り入れられてゆきました。
ヨーガは中国では瑜伽と名付けられ、長い年月をかけて
それらの中に自然に同化していったわけです。

また、もうひとつ幸いなことに、政治的なサポートもありました。
このチベット密教は、元（1271—1368）の時代に国教とされた為
チベット系タントラの教義と技法の全てが
完全な形で中国に伝播されました。
そして明（1368—1644）、清（1616—1912）の皇室でも信仰され
タントリック・ヨーガも実践されていました。

ですから第二次大戦後に
政治や文化など全ての面で激しい弾圧を受けたチベットより
中国の文化の中により深く残っていたとしても
不思議ではないのです。
私は当初バジアン師から
ホワイト・タントリック・ヨーガの技法を学びましたが
私の体験と知識のほとんどは
その後の200回以上の訪中によって得たものです。

この中国に伝わったタントラを研究して気づいたのは
それぞれの技法が特定の宗教に束縛されることなく
それ自体、とても素晴らしい価値を持っているということでした。

人間の性と死は、人類発祥以来の永遠のテーマです。
ですからタントラがそれを主たる題材に取上げるのは
極めて自然なことであり、むしろこのタントラの元型から
ヨーガが生み出されたと考える方が合理性があるように思います。

しかしながら、この人間の根源的な探求をテーマとするタントラが
仏教やヒンドゥー教のような特定の宗教に導入された時
その様相は一変します。
本来純粋かつシンプルであったタントラは
さまざまな宗教的な「衣装」を着せられ
本来の純粋な輝きを失っていったように感じられてなりません。
そこで、宗教色のないタントラの原点に迫りたいと思います。
飾り物の「衣装」ではなく、その本質を探究してこそ
タントラ本来の素晴らしさがわかるのです。

＊参考文献
伍柳派「性命法訣明指」「天僊正理」「仙仏合宗」「慧命経」
青城派「悟真宝筏」
中派「中和集」
北派「孫不二女丹詩」「霊源大道歌」
三峯派「三峯丹訣」「玄微心印」
南派「金丹四百字」「修真不死方」「悟真篇」
東派「金丹真伝」「証道一貫真機」「方壺外史」「方壺密法口訣」
その他「仙学妙選」「仙学集錦」「訪道語録」「玄門必読」
「天機秘文」「道家養生学概要」「参同契真指」

「中国漢方医学体系」耀文社刊　張明澄著
「中国経絡医学体系」耀文社刊　張明澄著
「中国漢方薬学体系」耀文社刊　張明澄著
「明澄医話」医研刊　張明澄著
「傷寒論評注」医研刊　張明澄著
「薬局の漢方」耀文社刊　張明澄著
「中国医学の話」ＰＨＰ刊　張明澄著
「中国医学概論」医研文庫刊　張明澄著
「中国医学における病気と薬物」医研文庫刊　張明澄著
「中国漢方の歴史」久保書店刊　張明澄著
「理論漢法医学」ドメス出版刊　升水達郎他著
「続・理論漢法医学」ドメス出版刊　升水達郎他著
「東洋医学通史」自然社刊　石原保秀著
「金匱要略講義」出版科学総合研究所刊　杉原徳行稿
「東洋医学概説」創元社刊　長浜善夫著
「病気別漢方食養法」自然社刊　陳懐仁著
「中医診断学」自然社刊　広東中医学院主編
「中国漢方医語辞典」中国漢方社刊　広東中医学院主編
「道家養生学概要」自由出版社刊　天石著
「医学衷中参西録」河北人民出版社刊　張錫純著
「温熱経緯」旋風出版社刊　王孟英著
「時病論」旋風出版社刊　雷豊著
「築基参証」真善美出版刊　許進忠著
「張錫純医案」創譚出版社刊　張錫純著

３．ヨーガとタントラに宗教はいらない

かねてよりヨーガを研究する上で
専門書などでも、インドの宗教的色彩が強く
自分の中で抵抗感を拭い去ることができませんでした。
釈迦は原始仏典（スッタニパータ）の中で
“信仰を捨てなければ彼岸に至ることはできない”と言っています。
彼岸とは悟りの境地を指しますが
これは一般的な意味での宗教の否定に他なりません。

その言葉に励まされながら
信仰なきヨーガ探求の旅がスタートしたのですが
もっと科学的に取り組む為には、ヨーガから
戒律や信仰などの宗教色を廃除しなければならない
というのが私の結論でした。
そこで、ヨーガの技術を研究する為に必要だという認識から
中国養生医学や深層心理学、大脳生理学などの勉強に
取り組みましたが、それによって
ヨーガに新しい見方ができるようになりました。

信仰なきヨーガの世界は、さまざまな可能性を秘めています。
でも、釈迦はなぜ信仰の放棄を弟子たちに求めたのでしょう。
なぜ信仰を捨てなければ彼岸に至れないのでしょうか。
ここではそれについて考えてみたいと思います。

釈迦が
“信仰は悟りの妨げになる”という考え方を持っていたのは
信仰と悟りが共存できない事を知っていたからだと思います。
私はこの問題について次の様に考えます。
１．テーブルを挟んで向かい合って座っている貴方に
　「目を閉じなさい」と言います。
２．次に「貴方の前にりんごを置きました」と告げます。

3．この時貴方が自分の前にりんごがあるかないか判断するには
　２つの手立てしかありません。
　（1）手で探ってみる
　（2）近くに目をあけていると言っている人がいたら
　　その人に「りんごがあるかないか」を聞く。
4．(1)の場合、リーチの範囲外にあれば確認できません。
　(2)の場合、その人が目をあけているかどうか確認できませんし、
　仮に開けているとしても嘘をついているかも知れません。

通常、宗教は
無形の神仏を盲目的に信仰することを要求しますが
それぞれの神仏はそもそも確認不可能なのです。
“目を開けている”という教祖の言葉を信ずるか否か
それだけのことなのです。
目を閉じているから“信仰する（信じる)”必要があるのであって
そこでは確認不可能な神仏を
盲目的に受け入れることが要求されます。
しかしながらそれでは
確認するという目的は永遠に果たされません。

カースト制度と宗教によって
「目を閉じること」を強要された当時のインドに於いて
釈迦は“目を開けること”を説いたのだと思います。
もしも目を開けることができれば
もはやりんごがあると信ずる必要はありません。
あるかないかを自分の目で確認できるからです。
信じようと信じまいと在るものは在るし、無いものは無いのです。
信仰とは眼を閉じることを意味し
それはむしろ「目を開ける」事を妨げます。
あるがままをみつめ、真理に目覚める為には
文字通り目を開けなければなりません。
禅では悟ることを「見性」といいますが、まさにその通りです。

釈迦の説く八正道とは「目の開き方」であり
信仰を捨てる為の具体的な方法だと思います。
釈迦に宗教の衣装を着せる人たちは、八正道の中に
「正しい信仰」というのが無いことに気づくべきです。
釈迦は新しい宗教を作ったのではなく
宗教それ自体の在り方を否定したのだと思います。
宗教が階級制度を作り出し、それによって
多くの民衆が苦しんでいるのを目の当たりにしていたのですから。
(あるいは階級制度を維持する為に
都合のよい宗教が作られたのかもしれません)

先にヨーガは「結び」を意味すると述べましたが
問題は「何と何を結ぶのか」ということです。
それをシヴァ神への偶像崇拝等の宗教色で誤魔化してしまうと
タントラ、ヨーガともに本来の効果は期待できません。
信仰なきヨーガこそ
その秘められた力を呼び覚ます要件なのだと思います。

〈参考〉

＊「何ものかを信ずることなく、作られざるもの(＝ニルヴァーナ)を知り、生死の絆を断ち、(善悪をなすに)よしなく、欲求を捨て去った人、－かれこそ実に最上の人である。」(「ダンマパダ」第８章97)
中村元博士は、「信ずることなく」は「信仰すること無く」であり
「釈尊が悟りを開いたときの心境をうたった詩句には、『信仰を捨てよ』ということがある。」
と解説されています。

＊「ヴェーダの達人は、見解についても、思想についても、慢心に至ることがない。かれの本性はそのようなものではないからである。かれは宗教的行為によっても導かれないし、また伝統的な学問によっても導かれない。かれは執著の巣窟に導き入れられることがない。」(「スッタニパータ」846)

この「ヴェーダの達人」とは、中村元博士によれば
「ヴェーダ聖典についての学者」ではなく
「人間の真理を知った人」を意味するとのことです。
この宗教的行為ですが、これは祭祀や儀礼を指します。
もとより祭祀などは
信仰をより確かなものにさせるためのアイテムなので
信仰を捨てる為には当然廃棄されて然るべきものだと言えます。

＊「慈悲を垂れて、（この世の苦悩から）遠ざかり離れる理法を教えてください。わたくしはそれを認識したいのです。」
というドータカの願いに対して、釈迦は次のように語ります。
「ドータカよ。伝承によるのではない、まのあたり体得されるこの安らぎを、そなたに説き明かすであろう。それを知ってよく気をつけて行い、世の中の執著を乗り超えよ。」（「スッタニパータ」1066）
これは次の言行にも通ずるものです。
「メッタグーよ。伝承によるのではなくて、いま眼のあたり体得されるこの理法を、わたしはそなたに説き明すであろう。その理法を知って、よく気をつけて行い、世間の執著を乗り超えよ。」（「スッタニパータ」1053）
如何なる聖者の教えであっても、単なる伝承であるならば
今まさに起ころうとしている「生きた体験」には敵いません。
ウパニシャッドとは語源的に「側に坐す」という意味ですが
この「いま眼のあたり体得されるこの理法」こそが
真に得難き「価値あるもの」なのです。

＊「あまねく見る方よ。わたくしはあなたを礼拝いたします。シャカ族の方よ。わたくしを諸々の疑惑から解き放ちたまえ。」
というドータカに対して釈迦は次のように語りかけます。
「ドータカよ。わたくしは世間におけるいかなる疑惑者をも解脱させ得ないであろう。ただそなたが最上の真理を知るならば、それによって、そなたはこの煩悩の激流を渡るであろう。」（「スッタニパータ」1064）

釈迦は自らが礼拝されることを拒否していました。
また、たとえ仏陀であっても
他人を解脱させることはできないと表明しています。
では釈迦に依存することなく
どうすれば解脱できるのでしょうか。
これについて釈迦は次のように説いています。
それは「自灯明」「法灯明」の教えです。
「アーナンダよ。今でも、また私の死後にでも、誰でも自らを島とし、自らをたよりとし、他人をたよりとせず、法を島とし、法をよりどころとし、他のものをよりどころとしないでいる人々がいるならば、かれらはわが修行僧として最高の境地にあるだろう、—誰でも学ぼうと望む人々は—。」（「大パリニッバーナ経」第2章26）

＊「ヴァッカリやバドラーヴダやアーラヴィ・ゴータマが信仰を捨て去ったように、そのように汝もまた信仰を捨て去れ。そなたは死の領域の彼岸に至るであろう。ピンギヤよ。」（「スッタニパータ」1146）
これは文字通り「信仰を捨て去ること」を意味します。
中村元博士は、直訳すれば
『信仰を解き放つ』ことだと言われています。
その解説によれば次の通りです。
「『信仰を捨て去れ』という表現は、パーリ仏典のうちにしばしば散見する。（中略）最初期の仏教は〈信仰〉なるものを説かなかった。何となれば、信ずべき教義もなかったし、信ずべき相手の人格もなかったからである。」

4．輪廻思想とカースト制度

ヨーガはそのスタートから宗教に利用され
そこに輪廻や解脱の思想が組み込まれてしまいましたが
その背景について考察したいと思います。
カースト制度の成立過程を見ますと、当初は
支配層（アーリア人）と被征服層（先住民）の２階級でした。
アーリア人のインド侵略は紀元前1500～1300年頃のことですが
その後、数百年をかけてインド各地に進出し
釈迦の時代には16カ国に分かれていました。

彼らが作ったヴェーダは、階級制度を肯定し
それを裏付けるものでもありましたので
支配階級にとっては大変都合のよい内容だったといえます。
この階級制度は、時代を下るに従って多様化し
さらに複雑になってゆきます。
そこでは、差別感の強い階級制度を
どう無難に維持してゆくか、が課題となりました。
歴史を見てもわかりますが
不当な差別的社会は常に革命を引き起こします。
事の成否は別にして
幾度となく血で血を洗う闘争が繰り広げられました。

人間は太古の昔から世界各地で階級制を採ってきましたが
多くの場合それは強権的な弾圧を伴うものでした。
下層階級は圧倒的な力によって押さえつけられ
服従を余儀なくされました。
ですから何かの切っ掛けでその不満が爆発し
小規模な暴動から革命へと移行することになります。
しかしながらインドを制したアーリア人は
土着の信仰を上手に取り入れながらも
全く新しいシステムを生み出しました。

平和的に階級社会を維持し
革命の芽すら生ませないこの新たな試みは
時代によって形を変えつつも
現代に至るまで受け継がれてきました。
それは世界に例を見ない独特なもので
インドのみならず他国へも大きな影響を与えることとなります。

その新たな画期的システムとは
「輪廻思想とカースト制度の結合」に他なりません。
つまりカースト制度に起因する民衆の不平不満、憤り等を
強権的に押さえ込むのではなく、輪廻思想によってガス抜きし
さらに現世への諦めと来世への希望を説くことで
革命の芽を摘んだわけです。

世界広しといえども
約2800年前から輪廻思想があるのは
私の知る限りインドだけです。
それは社会システムの維持のために導入された
政治的な策略だった、といっても過言ではないでしょう。

ペルシャに残ったイラン・アーリア人は
ゾロアスター教を生み出しました。
別名拝火教とよばれるこの宗教においても
いわゆる悟りや解脱という思想は当初よりありません。
ユダヤ教やキリスト教などのように
神を信仰し、真面目に生きていれば
最後の審判で評価され神の国へのチケットがもらえるわけです。
イラン・アーリア人と起源を同じくするインド・アーリア人も
当初は、神への祭祀を中心とした宗教観を持っていました。

このようにアーリア人の宗教には
元来悟りや解脱などという概念はありませんでした。

祭壇を作って神々を崇め祭り
現世利益を願うのがその目的だったのです。
ですから個人の悟りなど全く考慮されておりませんし
また輪廻思想も存在しませんでした。
その宗教観はヴェーダにも引き継がれてゆきますが
その後ある時期にそれまでなかった輪廻の思想が入り込みます。
正確にいつからかはわかりませんが、文献的には
チャンドギャ・ウパニシャッド（紀元前800年頃）に
始めて登場します。

そもそもウパニシャッドは
バラモンに次ぐクシャトリアから始まった思想ですが
後にバラモン階級にも大きな影響を及ぼすことになります。
クシャトリア（軍部・王族階級）は祭祀を司るバラモンとは異なり
軍事力と財力によって社会を実質的に支配する階級でしたので
社会制度の維持に最も頭を悩ましていたわけです。
そして結論を言えば、輪廻思想と解脱のシステムこそが
当時の体制を維持するのに最も有効な手立てだ
ということになったわけです。

もともとアーリア人の宗教になかったこの２つの思想を
発明したことによって、その後2800年に渡り
インドをその影響下に置くことができたのですから
当初の目的は十二分に果たせたといってよいでしょう。

この輪廻思想ですが、後にカルマ（業）の思想と結合したことで
新たな展開を迎えることとなりました。
簡単に言うと、現世で良いカルマを積んでおけば
来世で僅かでも良いところに生まれ変わり
そのような転生を重ねることで
最終的には輪廻転生からの解放つまり解脱を得
この世の苦しみから完全に逃れることができるという思想です。

これは逆に、悪いカルマを積めば
今よりも悪い来世を迎えることを意味します。

バカバッドギーターの中で、クリシュナ神は
アルジュナに戦場で勇敢に戦うことを命令します。
事の善悪よりも、クシャトリヤとしての本分を全うしろという事で
そこでは非暴力とか不殺生など関係ありません。
つまり置かれている立場に沿った行動をとる事が優先されます。
これはカーストの思想を強固に守ることを要求するものです。
しかも、カーストの本分を全うする際に
無執着と無私の行為を推奨するわけですから
支配階級にとってはこれ以上言うことはないでしょう。
異論のある方も居られると思いますが
結果としてそれが階級社会を円滑に運営してゆく上で
とても有効な裏付けとなったわけです。

つまり輪廻思想は
アーリア人や先住民が始めから持っていたものではなく
階級制度維持の目的で後日組み込まれたものなのです。
いずれにせよこの新たな試みは
その後永きにわたって成功を収めましたが
その間に幾つかのほころびを見せることになります。
それが仏教のゴーダマ・ブッダであり
ジャイナ教のマハーヴィーラ達でした。

釈迦は、バラモンやヴェーダの権威を否定することで
カースト制度それ自体を認めず、彼岸と涅槃を説きました。
この２つの悟りの境地は
ともに輪廻からの解脱を意味するものですから
当時の支配階層からすれば好ましいものではありませんでした。
しかしながら釈迦の死後、しばらくの間繁栄したものの
現在では、仏教もジャイナ教もインドではマイナーな宗教です。

彼らとウパニシャッドとの決定的な違いは
前提条件としてのカースト制度を認めるかどうかという点です。
ウパニシャッドでも解脱を説きますが、永きに渡って
それは下層階級にはほとんど説かれませんでしたので
カースト制度維持という目的を阻害するものではありませんが
釈迦は一般大衆を含めたすべての階級を相手に
カースト制度それ自体を否定するスタンスでしたので
ある意味で社会改革を目指す革命家であったといえます。

歴史を見てもわかりますが
宗教とは、時の権力者の都合の良いように生み出されたり
或いは、民衆の不平不満による社会的要請によって
自然発生的に生まれてきました。
ですから宗教に於ける真理とは、必ずしも普遍的なものではなく
また、絶対的に正しいとは限りません。
システム全体の整合性をとる為に役立つような真理を
その趣旨に適合する形で創造してきたように思えます。

輪廻が、一部の人間の作為的な想像物ならば
輪廻からの解脱も必要ありません。
輪廻が幻想であることを知れば、それでよいのですから。
もし輪廻思想がカースト制度を裏付ける目的で生まれたならば
カースト制度のない国には輪廻思想も不要であり
そこからの解脱も必要ないことになります。

釈迦の生まれた時代
苦悩の多くはカースト制度に起因していました。
ですから人々を苦悩から救う第一歩は、
まず出家によって、カースト制度から離脱させ
服装や生活環境等々を全く新たな様式に従わせることで
どこのカーストか判別できなくすることでした。

そして八正道の
正見、正思惟、正語、正業、正命、正精進、正念、正定
によって真の自由を得
輪廻転生などという幻想の持つ呪縛から逃れることが
釈迦の教えのベースにあったわけです。

仏教のみならず宗教を研究する際には
それが成立した時代の社会的背景を
まず分析する必要があると思います。
それを無視して経典だけを追いかけるならば
その本質は見えてこないでしょう。

宗教とは本来
人間に心の平安と真の自由を与えるものであるはずなのに
過去の例を見る限り
むしろ平安を妨げ自由を束縛してきたように思えます。
21世紀になってもまだ
その流れを続けなければならないのでしょうか。
私が「ヨーガに信仰はいらない」といい
特定の宗教と結びつかないヨーガの在り方を主張しているのは
このような考え方がその背景のひとつなのです。

〈参考〉

＊ ラーマナ・マハーリシ師は
「輪廻転生は真実でしょうか？」という質問に対して
次のように答えています。
「無知が存在するかぎり、輪廻転生は存在する。本当は、輪廻転生などまったく存在しない。いまも、いままでも、そしてこれからも。これが真理である。」（「あるがままに」P336）
まさに明快な答えです。
輪廻転生とは無知がもたらす産物なのです。
ですから輪廻にとらわれる必要はないのです。

＊「即時に効果の見られる、時を要しない法、すなわち煩悩なき〈妄質の消滅〉、をわたくしに説示しました。かれに比すべき人はどこにも存在しません。」(「スッタニパータ」1137)

仏教では昔から、仏とは崇高な存在であり
解脱は遠い彼方にあるものと考えられてきました。
何度も転生して修行し、徳を積み重ねて、ようやく悟りに至る
と説くわけです。
ですが「スッタニパータ」によれば、釈迦自身は
「即時に効果の見られる、時を要しない法」を
指導していたのです。
人生の限られた時間でも解脱できるという教えは
当時の輪廻転生思想を根底から覆すものだったはずです。

中村元博士は、次のように解説しています。
「この文から見ると、ニルヴァーナは即時に体得されると考えていたのである。」

5．ヨーガとタントラ

タントラというのは
もともとは「縦糸」を意味するサンスクリット語ですが
私はこの「縦」という部分に何らかの意味があると考えました。
前述したようにヨーガは「結ぶ」ですが
タントラの中にヨーガがあるのか
ヨーガの中にタントラがあるのか、によって全く理解は異なります。
また、タントラが縦糸ならば横糸とは何でしょうか。
これらは全て、最初の疑問「何と何を結ぶのか」
に関わってくるのです。
そこでなぜヨーガに数多くの技法があるのか？
という本当の意味を知る必要があります。

意味を知ることは原理を知ることに繋がります。
ポーズや呼吸法の形だけをなぞっているのでは
到底理解することはできないでしょう。
ここであえて結論を言うならば、全ての技法は
個別の目的に従って「結合」をサポートするものだったのです。

今昔のヨーガ指導者の考えを全く疑うことなく
その説を金科玉条の如く鵜呑みにして盲信するのも
ひとつの取り組み方には違いありませんが
どうも私はその様な素直な性格を持ち合わせていません。
その為いつも疑問を持ちながら研究に取り組んできました。
頁の関係でここでは結論だけしか書きませんが
私の理解は以下の通りです。
これは「観の階梯」でもあります。

<table>
<tr><td rowspan="9">ヨーガ</td><td colspan="2">有酸素系フィットネスレベル</td><td rowspan="3">外呼吸</td><td rowspan="7">有形</td><td>0</td><td>特にヨーガ的な内観を行わない</td></tr>
<tr><td rowspan="2">一般ヨーガ・レベル</td><td rowspan="2">養気</td><td>1</td><td>肺の拡張と収縮を内観</td></tr>
<tr><td>2</td><td>呼吸筋等の内観</td></tr>
<tr><td rowspan="2">本来のヨーガ・レベル</td><td rowspan="2">練気</td><td rowspan="4">内呼吸</td><td>3</td><td>太陽神経叢の内観</td></tr>
<tr><td>4</td><td>各チャクラ(肉体レベル)の内観</td></tr>
<tr><td rowspan="4">高度なヨーガ・レベル</td><td rowspan="2">行気</td><td>5</td><td>中枢神経の内観</td></tr>
<tr><td>6</td><td>内分泌バランスの統制と内観</td></tr>
<tr><td colspan="3" rowspan="4">無形</td><td>7</td><td>虚観</td></tr>
<tr><td>8</td><td>空観</td></tr>
<tr><td colspan="2" rowspan="2">タントラ(＝自然無為)</td><td>9</td><td>無との合一</td></tr>
<tr><td>10</td><td>無との融合</td></tr>
</table>

何と何を結合させるのかという答えは
レベル０～10の各内容によって異なります。
具体的にいうと、１～６については
脳と肉体各部のブロードバンド化した結合を目的としています。
７～８については
脳内のリンケージを確立し制御するのが目的です。
そして９～10については
自分と自分以外の結合になります。
これは無意識の最深部の領域を超えた世界に関わるものです。
このようにヨーガはあくまでも個体内をその領域とし
タントラは個と全体との結合を可能にするものなのです。

６．指導者の役割

ヨーガで、虚観もしくは空観まで達成できていれば
その先に取り組む基礎ができている事になりますが
もしもそのレベルでないならば
良師の庇護の下その前段階の修行をする事が求められます。
優れた師は、その場全てを強力なエネルギーでシールドし
修行者を守ると共に的確にサポートします。
このサポートが必要な理由ですが、主に２つ考えられます。
ひとつは悪いエネルギーの流入を避ける事で修行者を守ります。
もうひとつは修行者の練習を積極的に補助する為です。

ヨーガにはたくさんの技法がありますが
タントラの本質ともいえる無との合一以降に取り組むためには
その前段階として潜在意識の浄化が必要になります。
そこでタントリック又はラージャ・ヨーガの技法を用いるわけです。
ところが、その為には事前にかなりの修練が必要なので
指導者は場をエネルギーで満たす事でサポートするわけです。

ところでタントリック・ヨーガの位置付けですが
これは「無との合一・融合」を達成するものではありません。
タントラは「個と全体の合一・融合」をその領域としていますが
タントリック・ヨーガはヨーガの一部を構成しているにすぎません。
ですから
タントラ＞ヨーガ＞タントリック・ヨーガ
という構図になります。
タントリック・ヨーガは、基本的に男女、師弟で行なうものですが
これはあくまでも「個対個」の次元の範疇であり
タントラの求める「個対全体」とは異なります。
技術的な面でカヴァーできる領域が明らかに違うのです。

7．マハムドラー

空と虚はヨーガの最終段階です。
ここでは、もはや呼吸法やアーサナ等は一切使用しません。
ティロパが弟子のナロパに説いた「マハムドラーの詩」の中に
「中空の竹」という表現が出てきます。
「心を空しくして何ものも思わざれ、中空の竹のごとく汝の体をくつろがせ」（「存在の詩」めるくまーる社）とありますが
前段の「空」と次の「中空の竹」は言わば表裏の関係にあります。
なぜならこの中空の竹とは、まさに「虚」を意味するからです。
「空、虚、無」が同じ意味だという人がいるとすれば
残念ながらその方は
“それらのどれひとつとして体験できていない”
と告白するに等しいと思います。
なぜならこの3つは全く別の体験だからです。

先ず、空と虚について言うならば
虚は器に対する観照を伴い
空は肉体感覚の消失をその要件のひとつとしています。
この両者は言うなれば視座の違いだけなので
その一方だけを体験するということはありません。
空と虚のどちらを先に体験するかは
技術的な面での得手不得手にもよりますので
人それぞれだと思います。
元々表裏の関係ですから後先は問いません。
この詩の最後の段でティロパは次の様に言っています。
「はじめヨーギは、おのが心の滝のごとく転落するを感じ、中ほどにてはガンガーのごと、そはゆるやかにやさしく流れ、ついに、そは大いなる海なり、息子と母の光が一つに溶け合うところ」

私は経典や聖者の詩篇は
旅行のガイドブックのようなものだと思っています。

暗記するほどハワイのガイドブックを読み込んだとしても
ハワイに行ったことにはなりません。
本人にとってはあくまで想像の世界に過ぎないのですから
何ひとつ現地での体験もないし、感動もないでしょう。
しいて言えば
後日行った時の為に予備知識を持つ、程度の話です。
ところでヨーガや宗教の世界では
往々にしてガイドブックを読んだだけで
行った（到達した）つもりになる人が少なくありません。

私は、経典や聖者の詩篇は
自分の体験や学び得た理解・発見を確認する為のもの
だと考えています。
たとえばハワイのガイドブックを手に現地観光したり
あるいは帰国後に思い出を辿る様にページをめくるならば
「なるほど」と頷きながら読むことができるし
あるいはその場で気づかなかったところにも目が向く事でしょう。
そのように経典等を読むと、その言葉の意味も、行間の思いも
はっきりと受け止めることが出来ます。

私は自分の体験を通して「マハムドラーの詩」を読み返した時
先ずはじめに「とても良く書けている」と感じました。
「中空の竹」といい、その言葉の選び方が実に適切だし
最後の段のまとめ方も素晴らしいと思いました。
蛇足ながら、最後の段について言えば
中空の竹が完成すると、そこを凄まじい光の洪水が通過します。
その激しさを「滝」と表現するのも見事ですが
次の「ガンガー」もまた実に言い得て妙だと思います。
そして最後は無と合一し、融合する
この一連の流れはまさにタントラへのプロセスであり
ヨーガ超えた世界だといっていいでしょう。

８．無と合一・融合するための方法

ヨーガは確かに高度な技法体系を持っていますが
「無との合一・融合」を体得するのには
技術的に対応していません。
なぜならば、その境涯は本来タントラの領域だからです。
ここでは自力の場合と、
タントラで最も高度なシャクティパッドによる場合の
２つのケースを説明します。

具体的な話をすると
無との合一には、方法として２種類あります。
それは虚に受け入れる受動的な場合と
空を到達させる能動的な場合です。
シャクティパッドは前者のケースで必要なものですが
本来は自力で後者を達成して初めて合格だといえるのです。
実際のところ、良師に恵まれれば
無との合一はさして難しいことではありません。
サハスラーラ・チャクラを入り口として、勇気を持って
その眩いばかりの光の世界に踏み入ればよいのですから。
しかし融合となると全く次元が違います。
これについては別項で詳解したいと思います。

〈コラム〉グルについて

ヨーガにおいてグルの存在はとても重要な意味を持ちます。
そこでヨーガスートラをはじめ様々なグル観を
ご紹介したいと思います。

＊「自在神は太古のグルたちにとってさえもグルなのである。なぜなら、自在神は時間によって制限されたお方ではないから。」（「ヨーガスートラ」1-26）

「グルとは、『師』を意味するが、しかしグルは知識を授ける教師などよりはるかに重大な任務をもっている。ヨーガの修行は、グルの指導がなければとても成功はしないといわれ、ヨーガ修行においてはグルは絶対者のあつかいをうけている。だから、グルはグルの膝元からしか生まれないわけである。ところで、グルからそのグルへと師弟相承の系統を逆にさかのぼっていくと、最後のグルは無師独悟のグルでなければならない。かかるグルは自在神以外にあり得ない。なぜかといえば、最原初のグルは時間的制約の外にある存在でなければならないから」(同句の解説より)

この自在神ですが
最高神とはいえ人格を持った存在(神)として想定されています。
ですから絶対者でも創造主でもありません。
佐保田博士によれば、次の通りです。
「我らの固有の真我と本質的には変わりはないが、我らの真我とちがって、煩悩ないし業依存などに汚されていないという点で特殊な真我なのである。」(1-24の解説より)

前述のように、ヨーガスートラでは
「真我と自性」の二元的多元論を採用しているわけですから
あまり例外的な存在が出てきては説明がつかなくなります。
そこで人格があることから真我に含め
その中でも多少格上に置いたのでしょうが
ヨーガスートラでは後に出てくる神霊と共に
特別な存在として位置づけています。

この自在神については
行事ヨーガ(2-1)でも、また8部門の勧戒でも
ヨーガ修行者に対して祈念を要求しています。
「自在神への祈念」は
「ヨーガの本命ではない」(2-1の解説より)としても
日常的に求められる点から、ある意味信仰の要請だといえます。

今でもグルの肖像画などを掲げて礼拝する所をよく見かけますが
ヨーガスートラでも自在神を礼拝することによって
「最原初のグル」の加護を期待しているのでしょう。
ここでこの自在神について整理したいと思います。

＊「自在神というのは、煩悩、業、業報、業遺存などによって汚されていない特別な真我なのである。」(1-24)
＊「自在神には、一切知の種子のなかの最高のものがそなわっている。」(1-25)
＊「自在神は太古のグルたちにとってさえもグルなのである。なぜなら自在神は時間によって制限されたお方ではないから。」(1-26)

このように自在神の性格は
ヨーガスートラによって然るべく既定されているわけですが
自在神への祈念を実際にどのように行なうべきかという点では
祈念の対象について具体性が欠けているように思えます。
神像などもなく抽象的過ぎるため
姿形としてイメージすることができません。
そこでヨーガスートラでは
(1-27) 以降に代替的な手立てを記したわけですが
当時の修行者たちにとっては、そのような聖音の観想では
生きたグルから学ぶように、技術的な指導を受けることは困難だという結論に至ったようです。

そこで自在神になり代わって
人間と自在神の中間に位置する別の存在が求められました。
つまり生きたグルの役割を担ってもらおうというわけです。
私見ですが、これについては
ヨーガスートラの編纂された時代背景からも
大きな影響を受けたように推測できます。
ヨーガスートラは紀元4～5世紀に編纂されましたが
ここで注目したいのは瑜伽唯識学の無着（アサンガ）の存在です。

無着は４世紀に活躍した天才ですが
仏教のみならずインド思想全体に大きな影響を及ぼしました。
ところが、その唯識思想ですが
無着自身は自らの発想ではないと言っているのです。

『瑜伽師地論』、これは無着によって記された書ですが
ヨーガと仏教の極致といっても過言ではないでしょう。
悟りに至る17の階梯（地）を詳解したもので
当時はもちろん現代に至るまで
仏教に於ける最も重要な論書の一つとなっています。
しばしば龍樹の「大智度論」と比較されるこの論書ですが
1600年以上経ってもその輝きは失われることなく
その価値をより高めているように感じます。
この歴史的な作品ですが
実はその著者については明らかになっていません。
瑜伽行者つまりヨーギの修行や悟りの境地などを説いた
100巻にも及ぶ大部でありながら
その成立については不思議な伝説に包まれています。
「弥勒菩薩説、無着造、三蔵法師玄奘《げんじょう》詔を奉じて訳す」
とあるように、説者は弥勒菩薩（マイトレーヤ）だというのです。

大乗起信論、金光明経などを漢訳した四大漢訳者の一人
真諦《しんだい》の「婆藪槃豆法師伝」には
世親と共に無着の逸話も語られていますが
それによると無着は通力により兜率天《とそつてん》に上り
そこで弥勒菩薩から教えを受けます。
彼は現界に戻ってその教えを人々に説くのですが
誰も信じようとはしませんでした。
そこで無着はマイトレーヤに現界に来臨し
人々に直接説法してくれるように頼みました。
毎夜続けられたその説法の状景はまさに神秘的なものでしたが
大変リアルな逸話が残されています。

「説法を聞き弥勒に近づく事が出来ても見る事はできず
あるいは光明のみを見て御姿を見ず教説を聞かず
あるいは御姿を見るも教説を聞かず……」

概ねこのような内容なのですが
まさにその光景が目に浮かぶようです。
この話については、真諦のみならず玄奘も
似たような記述を残していますし
またチベットにも同様の話が伝わっていますので
当時のインド各地の修行者や学者達は
当然知っていたと推測できます。

マイトレーヤが実在の人物だったという説もありますので
真偽のほどはわかりませんが、いずれにしても
当時その様な話が広く知られていたのは事実です。

ところでこの弥勒菩薩ですが、どのような仏なのかというと
いわゆる未来仏であり、救世主的役割を持っています。
現在は兜率天で説法していますが
釈迦入滅後五十六億七千万年経つと
如来となってこの世に出現し人々を救済するとされています。

菩薩は究極の存在としての如来とは異なり
言わば人間と如来の間に位置するわけですが
如来に代わって人々を導くという役割も持っています。
これは如来の活動にある種の制約があるという考え方
に基づいており、人間の解脱を助ける存在とされています。

このように瑜伽者・無着にとっては弥勒がグルであったわけで
その指導の元に彼は瑜伽師地論を世に出したわけですが
この場合のマイトレーヤは自在神とはかなり性格が異なります。

自在神とは
独存（解脱）を実現している「特別な真我」なのですから
当然「心の作用を止滅」した「純粋観照者」として
「時間による制限も受けず」に
「自己本来の状態にとどまる」ものであるはずです。
だとしますと、無着が言うような
“毎夜人間界を訪れて説法するというリアルな存在”
ではないようです。
ここでのマイトレーヤは
それこそグルの本領発揮といったところですが
人格神とはいえ自在神に
民衆に講義するような直接的な指導が可能なのか
という点については甚だ疑問です。
最原初のグルかもしれませんが
あのような難解な内容を理路整然と人間に語りかけた
と、考えるのはかなり無理があります。
そこで前述の菩薩のような役割を持たせたグル的存在が
ヨーガスートラにも登場することになりました。

＊「読誦の行に専念するならば、ついには自分の希望する神霊に会うことができる。」(2-44)
＊「頭の中の光明に綜制をなすならば、神霊たちを見ることができる。」(3-32)
佐保田博士によれば、この神霊とは絶対神ではなく
「有限で人格的な霊的存在」(2-44の解説より）であり
「デーヴァ（天人)」「リシ（神仙)」「シッダ（大師・マスター)」
などだそうです。
となれば、マイトレーヤは兜率天にいるわけなので
この分類の中ではさしづめデーヴァに相当するのかもしれません。
またしばしば神智学系の書物に登場するマスターなどは
過去に人間であったようなので
リシまたはシッダ（2-38）といえるでしょう。

佐保田博士は
「その神霊に関するマントラを唱えると、やがて行者の目に見え、耳に聞こえてくる。それはこの神霊がその行人を守護し、指導する役割を引きうけたことのしるしである。適当なグルが見つからない時、ヨーギーはこの神霊の指導を頼みとする。」(2-44の解説より)
と書かれていますが、私もその類を数多く経験していますので
これについて頭から否定はしません。
コンタクトする際の手段は別として
この神霊に相当する存在には過去に何度となく遭遇しています。

後日知ったのですが、実際に指導を受ける場合は
各神霊にそれぞれ専門分野がありますので
指導を受けたい分野を担当する神霊に
コンタクトすることになります。
さもないと適切な教授は受けられません。
摩訶不思議な話ですが
これらが事実であることは体験から断言できます。
以上のような理由で、私自身
神霊についてその存在を否定する気はありませんが
個人的な見解としては、このような事はあまり好ましく思いません。
その理由は以下の通りです。

＊「たとえ高位の神霊からの誘いをうけても、愛着と誇りをいだかないことが大切である。さもないと、再び不吉なことが起こるから。」
(3-51) この句ですが、普通に考えますと
「高位の神霊＝神の側近」のようなイメージがありますので
なぜ「再び不吉なことが起こる」のか不思議な気がします。
それについて佐保田博士は
「高位の神霊は人間が解脱を得ることに嫉妬をいだくといわれる。」
と述べ、例示として
「ブッダが悟りを開く前に、魔王の誘惑や脅迫をうけた伝説は有名である。」をあげています。

魔王が高位の神霊だといわれるととても意外ですが
実は神や神霊には正邪両方あるのです。
正神界の高位ならよいのですが
邪神界の高位では大変なことになります。

博士によると、ヨーガスートラの注釈家は
「神霊の誘惑をうけるのは、ヨーギーの四階級のうち下から第二の階級にあるヨーギー」であるとし（P143）
言い換えれば、生兵法は怪我の元だという意味で
それを戒めています。
（3-51）では、修行の途中で適切な判断能力が無いレベルだと
悪い方の神霊に騙されて道を反れる危険がある
と警告したいのでしょう。
これについては、博士も次のように指摘しています。
「ただし、かかる体験を得ても、それが霊格の高い神霊であるか、真正の神霊の示現であるかについては充分に吟味する必要がある。」
（2-44の解説より）

ところがこの「吟味」ですが、ヨーガの世界では
それこそ解脱レベルの最高度のサマディに到達しない限り
正邪判定の能力はまず得られません。
そうなりますと、上級者以外には到底関係ない話となりますので
そのレベルに至っていない他の修行者に対しては、結局
「神霊に会うことができる」（2-44）とか
「神霊たちを見ることができる」（3-32）
という程度に留めて
「それ以上深入りしないようにしなさい」ということになります。
文字通り、「触らぬ神に祟りなし」です。
ですから、もし「生きているグル」ならば
修行者の安全を考えて次のように語るわけです。

＊「シヴァ、ガナパティ、ブラフマーのようなその他の神々が人間の観点から存在します。(中略)　しかし至高の絶対者、真我の観点からはこれらの神々はすべて幻影であり、一つの実在の中に合一されねばなりません。」(ラーマナ・マハーリシ「不滅の意識」P240)

＊「アーナンダよ。今でも、また私の死後にでも、誰でも自らを島とし、自らをたよりとし、他人をたよりとせず、法を島とし、法をよりどころとし、他のものをよりどころとしないでいる人々がいるならば、かれらはわが修行僧として最高の境地にあるだろう、―誰でも学ぼうと望む人々は―。」(「大パリニッバーナ経」第2章26)

つまり、「君子危うきに近寄らず」というように
真偽の判断ができなくて、騙されるくらいならば
当初からその様な存在を盲信し依存しない方がよい
ということなのです。

では、どうすれば「吟味」する能力を
身につけることができるのでしょうか。
最原初のグルという自在神の在り方には逆行しますが
それには生きたグルによるタントラのシャクティパッドが
不可欠なのです。
空と虚を体得した後に
グルのサポートにより正しい神気を数多く味わうことで
まずは正邪の判定能力を養います。
そうすれば、神霊が正しいものか否か
瞬時に判断することができるようになります。

要は、正しい神の気質とはどういうものかを知ることで
それ以外の質と分別することができるわけです。
これは「場」の質を調べるのにも役立つ能力です。

次に高低を判別する能力は
無の領域に入ってからその深奥に向かう過程で自ら悟ります。
これは大別して３種類、細かく分ければ数十種類の段階があり
正確に判定するのは容易ではありません。

ですから「解脱観の変遷」でも書きましたが
自在神を信仰するのではなく、神霊に頼るのでもなく
ヨーガ完成へのカリキュラムを一つひとつ確実に
自力で達成することに尽力すべきだと思います。
釈迦の見解である、「信仰を捨てる」
「自灯明」「法灯明」に尽きると言いますか
その姿勢を持ち続けることが大切なのだと思います。
この場合の「法」とは
他者からの伝聞や学問的に得た知識ではなく
正しいプロセスによって自ら体得した三昧の境地を指します。
従って何かを礼拝したり、信仰する必要など全く無いのです。
クンダリーニＪＰでは
宗教から離別したヨーガの在り方を提案していますが
それこそが「安全かつ確実な手法」なのです。

第5章 三密

1．三密とは

ここでタントラのもうひとつの側面について説明しましょう。
タントラはインドで仏教と結合し
その一部は空海によって日本にもたらされ
真言密教として発達しました。
この密教に於いては、「三密」が修行の基本であり
また即身成仏の必須要件だとされています。

空海の伝えた真言密教における三密とは
身（印契）・口（真言）・意（観想）の３つの行為を指します。
具体的には、本尊法を修するならば
身にその本尊を象徴する印契を結び、口に真言を唱え
意に本尊を観ずることになります。

もちろん、お次第書に従って様々な所作があるわけですが
まさに仏と一体化する入我我入の核心部分では
自らと本尊が一体となるために、特に入念に行なわれます。
なぜなら、それによって
如来や菩薩、明王などの悟りや力を
我がものにすることが出来ると信じられているからです。

印契とは、種々の目的に応じて、仏像の手の形のように
指を様々に折り曲げて形を作ってゆくもので
ヨーガのムドラーに相当します。
各々の印契は、脳に対して特定の作用を与える為
観想をやり易くする効果もあるのでしょう。

修法において深い定に入ると
人間と仏の三密が相応し融合することで
神通力を顕現し、即身成仏に至ると言われているわけですが
その意味でも、三密とは密教修法の核心部分だといえます。

また、行者と仏の三密が呼応して融和することを
三密瑜伽とも言います。
この瑜伽というのはヨーガの音写であり
その真義はムスビにあります。
つまり入我我入の絶対条件は
三密のムスビだといってもいいでしょう。

これは系統を同じくするチベット密教なども同様です。
密教では、この三密を如何にして修得するかが
修行者の一番の課題であり、大きな壁でもあります。
三密無き修法は、単なるイメージゲームにすぎません。
それでは悟りには程遠く、努力が無駄に終わってしまいます。
ヨーガに於いても同様です。
単なる体操で終わるのか、それとも三昧に近づくのかは
三密の修得如何によって決まるのです。

2．密教と瑜伽

真言密教の根本経典は、大日経と金剛頂経ですが
これらは7～8世紀頃成立したものとされています。
大日経は8世紀にインドから唐にやってきた善無畏によって
金剛頂経は不空によって漢訳されました。
インドでは、密教は大乗仏教の最終形態として登場し
文字通り門外秘で伝授が行なわれ
その独特な世界観を表わす曼荼羅も多数描かれました。
密教といえばタントラを想起させますが
実は仏教タントラの起こりは
前出の経典の成立時期よりも遥かに古いのです。

この仏教タントラは前・中・後期の3区分に分かれ
主要経典としては、2世紀に
その起源を求めることができます。
3世紀には龍樹によって
空の理論が体系化されて中観派が起こり
5世紀には無着、世親の兄弟によって
瑜伽唯識学派が生まれました。
6世紀後半になると
大乗経典の中にも密教経典が目立つようになりますが
それは瑜伽唯識学派の台頭に起因します。

つまり、単なる形而上学的な机上論ではなく
瑜伽《ヨーガ》によって実体験しうる世界を理論的に整理し
その具体的な技術を、宗教的な色彩を持たせながら
体系化したわけです。
(但しこれらはすべて仏教の領域での話です)

区分	タントラ区分	成立年代	中心仏格	目的	主要教典	備考
前期	所作タントラ	2～6世紀	釈迦	除災招福	灌頂経 金光明経 陀羅尼集経	雑密
中期	行タントラ	7世紀前半	大日 毘盧遮那	正覚獲得 除災招福	大日経	純密
	瑜伽タントラ	7～8世紀			金剛頂経 理趣経	
後期	無上瑜伽 タントラ	8～12世紀	秘密集会（3尊） ヘーヴァジュラ チャクラサンブァラ カーラチャクラ	正覚獲得 除災招福	秘密集会タントラ ヘーヴァジュラ・タントラ サンヴァラ系タントラ カーラチャクラ・タントラ	

3．ヨーガにおける三密

ではヨーガに於いて
この三密がどのような構成になるのかというと
身はアーサナやムドラー、口は振動、意は内観に相当します。
口は普通マントラと考えがちですが、マントラの本義を考えた場合
安易にそう結論付けるべきではないと思います。

なぜならマントラには幾つかの目的が含まれているからです。
まずひとつは、信仰に必要な宗教的要請があります。
これは神仏の名前などを詠唱（チャンティング）することで
バクティ（信仰）の効果を期待するものです。
そしてもうひとつは、ヨーガ本来の技術的な要請で
振動の伝播を目的としています。
ここではそれぞれについて検討を加えたいと思います。

ヴェーダの時代は
神々に対する祈りの讃歌や呪法が盛んに行なわれていました。
ヴェーダには4種類（リグ、サーマ、ヤジュル、アタルヴァ）あり
紀元前1200年頃から紀元前800年頃にかけて
編纂されたといわれています。
これらは神々から直接授かった天啓書であり
とても権威あるものとして崇められていました。

原則として神々に祈りを捧げるのが主たる目的ですから
さまざまな祈りの言葉や呪文が出てきます。
その呪文等に神秘的なパワーがあり、それを唱えることで
神々の力を顕現できるという考え方なのですが、だとすれば
「その発音が正確でなければならない」
と考えるのは自然だと思います。
もし、いい加減な発音でも構わないというならば
呪文そのものの意義に疑問符が付くからです。

多くのヨーガ流派では
それぞれ特有のマントラを使いますが
それに対する考え方は様々です。
発音は正確でなければならないという先生もいれば
唱える際の集中力や思念のパワーが大事だという先生もいます。
仏教の経典についても同様です。

私達が眼にするのは
パーリー語などから一度漢字に音写されたものですが
それをさらに日本語で読経するとなれば
それこそオリジナルの発音からみたら
かけ離れたものになっていることでしょう。
読経すれば御仏に通ずるというのも怪しくなります。
その意味からは
“そもそも正確な発音など無理なのだから
それを行う際の集中力の方が大事だ”
というのも説得力がある気がしますが
私はその考え方には同意できません。

ハタ・ヨーガ、マントラ・ヨーガ、クンダリーニ・ヨーガなどは
密教ヨーガですから、前述のように、三密が原則になります。
心の状態や集中力が大事なのは当然ですが
それは必要十分条件ではありません。
三密を構成する身・口・意の重要性は、常に同じウェートなのです。
単に、宗教的な儀式目的だけ満たされていればよいのだ
というのであれば構いませんが
あくまでヨーガ技術のひとつとして
確たる効果を期待するのであれば
三密のひとつとして位置づけるべきです。
では正確な発音が無理だとすると
どうすれば三密の条件を満たすことができるのでしょう。

かつてクンダリーニ･ヨーガを習った時に
ヨギ・バジアン師からは、マントラの発音を随分直されました。
その時「発音って大事なんだ」と思いましたが
先生が特に注意を促したのは、各音の音程、リズム、強弱
息継ぎの場所、そして発音と体内操作のコンビネーションでした。
単に発音が合っていればよい、というわけではなかったのです。
宗教儀式ならば、発音がちゃんとしていれば
それで良しとされたでしょう。
しかしマントラを、ヨーガの技術として使う場合
発音以外に考慮すべき点は多々あるのです。
それはヨーガに於いてマントラの目的が
振動にあるからに他なりません。

たとえば神道の儀式次第の中に
降神の儀と昇神の儀というのがあります。
これは神の来訪と、帰還の際に行なわれますが
この時の言霊は、ともに「オー」の一音です。
この言霊の響きで誘導するように、神気を降昇させるわけです。
ところでもともと神道には、祝詞などありませんでした。
祝詞のみならず神社なども仏教伝来後のことです。
仏教の教勢に負けそうになったため
対抗上慌てて作ったようなものです。
儀式としての祭りを顕斎といいますが
これは幽斎（儀式化していない無形の祭り）よりも
ずっと後に成立しました。

古神道の言霊はほとんどが単音です。
母音、母音＋子音、多くても２音か３音程度です。
そしてそれぞれが何に共鳴するのか
共鳴することによってどのような働きを引き起こすか
それを研究するのが古神道の言霊学です。

古神道では言霊によって大自然
そして神々との産霊《ムスビ》を目指していますので
この言霊学を学ぶことは必須となっています。
いずれにしても神道では、響きといいますか
振動を重要視しているのです。
この考え方は、ヨーガや密教にも通ずると思います。

真言密教の開祖・空海は室戸岬の洞窟で
虚空蔵菩薩求聞持聡明法を成就しましたが
その時、彼は「谷響きを惜しまず、明星来影す」と記しています。
響き、つまり振動というのは、密教に於いて
重要な要素である事がこれによっても明らかなのですが
その源流とも言うべきヨーガに於いても
単にマントラの詠唱や言葉の意味だけに注目するのではなく
その原理から鑑みて、振動の質にも着目すべきでしょう。

ヨーガの技術とは
つまるところこの振動をどのように制御するか
にその成否がかかっていると言っても過言ではありません。
ですからアーサナの形を作って喜んでいるうちは
まだ初学者というべきでしょう。
しかしながら、この振動ということでいうならば
マントラを発する際の声帯だけが
振動を作るわけではありません。
呼吸法であれば横隔膜が振動源となるし
体内制御に使用する各所も同様の役割を果たします。

整理しますと、ヨーガの三密とは
① アーサナの形
② 振動（マントラ、プラナヤーマ、体内操作等）
③ 観、でありこれらを適切に融和させなければ
各技法が秘めている本来の効能を引き出すことはできません。

ですから、この3つの要素のどれもが等しく重要なわけですが
中でも特に難しいのは振動の制御だと思います。

振動については
人体のおよそ70%が水分だそうですので
当初体液を媒体とした伝達を練習し
然る後に、骨伝導に取り組むといいでしょう。

体液を媒体として行う場合には、その前段階として
手足の末端から心臓に向かってムスんでゆくのが基本ですが
骨格を媒体とする場合には
体幹の中心から末端の関節に向けてムスんでゆく事になります。
実際に瑜伽之練体で練習すると
殆どの方が比較的簡単にできているので
難しくはないと思います。

４．三密とムスビ

先程ヨーガの三密として
身はアーサナの形、口は振動、意は観と書きましたが
最初の練習目標は身（アーサナ）になります。
なぜならそれができなければ次に進めないからです。

つまり身のトレーニングは
口と意の技法を自在に駆使する為の準備に相当します。
フィールドが整っていなければ
口と意の技法や知識はあまり役に立ちません。
さてその修得ですが、これにはさほど時間を要しないでしょう。
なぜならほとんどが「気づき」によるものだからです。
瑜伽之練体は、エネルギー系だけ少し難易度が高いのですが
他のムスビはそれ程でもないと思います。
おそらく１～２回で修得できるのではないでしょうか。

次の口と意については、数多くの応用技術がありますが
基本だけなら、骨格のムスビ程度の難易度に過ぎないでしょう。
つまり長年努力しなければ得られないものではないのです。
人間には、たくさんの可能性が秘められています。
それを「気づき」によって引き出してゆく作業が
ここで求められているのです。

インナーマッスルのムスビの練習過程で
10種類のスパインフレックスを修練しますが
これらはまさにヨーガの極意を修得する為の必須技だといえます。
これがきちんと出来るか出来ないかが成否の分かれ目です。

通常のセットメニューを原理を意識せずに５年間続けるのならば
このスパインフレックスをきちんと３ヶ月間毎日10分続ける方が
より極意に近づくことでしょう。

5．ムスビの本義

さて三密のムスビが、半年程度の練習で出来たとしましょう。
程度の差こそあれ、恐らくそのくらいで修得できるはずです。
ヨーガの上達を促すのは、努力の「量」ではなく
まさにその「質」だということが、よくわかることでしょう。
しかしながら、それを以ってムスビの完成だと考えるのは
いささか早計です。

なぜならその段階のムスビは
あくまでも同次元における内的なムスビにすぎないからです。
自分の中に「ぶつかり」を作らなければ、相手ともぶつかりません。
そこでクンダリーニＪＰでは、合気系の技を使いながら
修得できているかどうかのテストを行なうことにしています。
力のぶつかり合いがなく、自在に相手を制御できるようになれば
第一段階の合格ということです。

しかし、ムスビには「個対個」のムスビの他に
「個対全体」のムスビがあることも忘れてはなりません。
後者は前述の様な同次元だけを目的とするものではなく
より深化した多層的なフィールドを舞台としています。
タントリック・ヨーガではムスビの対象となる相手が必要ですが
それはあくまでも個のムスビつまりヨーガと同じ次元に過ぎません。
ですからタントリック・ヨーガはヨーガの一部だといえます。
しかしタントラとなるとそうではありません。
タントラとは、個と全体とのムスビをテーマとしています。
ですから個のムスビを主題とするヨーガは
タントラの前段階として、その下位に位置する技術体系なのです。
ヨーガを超えたタントラの三密とはいかなるものなのでしょう。

6．タントラとムスビ

身・口・意のムスビを考える場合
３つの次元（Body．Mind．Spirit）を考えなければなりません。
当初、現次元の領域の広がりとして
天・人・地という概念を採用し、ムスビの練習をしますが
それとこの３つの次元とは全く異なるものです。
従って３つの次元それぞれに天・人・地を想定することで
都合９種のカテゴリーに分かれることになります。
ですから９種類それぞれに
細分化された高度な技法が必要になります。

技術修得としては、まず現次元の身のレベルで
天・人・地をムスぶ事からはじめるとわかり易いでしょう。
ここでは瑜伽之練体のムスビを整え
さらにその領域を空間的に広げてゆく練習をします。
個（人）のムスビを、大地（地）と空（天）にまで
その一体感を確認してゆきます。
順序としては
人のムスビ、人と地のムスビ、人・地と天のムスビ
という事になるでしょう。

当然のことながら各段階で
本当に出来ているかどうかを検証する必要があります。
それは自称達人が出てきたり
マスターしたと思い込むだけということを防ぐ為でもあります。
ですからきちんと客観的な試験を通過しなければ
先には進めません。
クンダリーニＪＰでは、ヨーガのアーサナやクリヤ等だけでなく
武術の站椿や型稽古等の中にも
この「天・人・地」のムスビを提案しています。

〈コラム〉　聖音について

ヨーガでは、ほとんどの流派で聖音オームを用います。
このオームを表記する際に、幾つかのパターンがありますが
代表的なものとしてはＡＵＭ、ＯＭといったところでしょう。
(バジアン師はＯＮＧを充てていましたが。)

ヨーガスートラではこの聖音は
「自在神を言葉であらわした」ものとして登場します。(1-27)
このオームはヴェーダ時代から神聖な音
つまり聖音として扱われてきましたが
中村元博士によれば次の通りです。
「聖音オーム（ＯＭ）は、もとは『然り』というほどの意味であったが、諸ウパニシャッドにおいてはブラフマンの象徴として神聖視されていた。」(「ヨーガとサーンキャの思想」P32)

その後この聖音は
ヨーガ行法に積極的に取り入れられ、遂には
「オームの観想はヨーガ行の中心的な要素」(「解説ヨーガスートラ」P62）となりました。
ヨーガスートラでは
「ヨーガ行者は、この聖音を反復誦唱し、そしてこの音が表示する自在神を念想するがよい。」(1-28)
と説きますが、これはヨーガ行の本命ではないとしても、
日常的な行事ヨーガのひとつとして採用されたことで
重要な役割を持つことになりました。

ちなみに行事ヨーガ（苦行、読誦、自在神への祈念）は
「その心理的修練に耐えられる心理的条件を作り出すためのもので、ヨーガの予備的段階に属している。」(2-1の解説より)
とのことです。

かつてはヨーガといえば苦行の印象がありました。
この行事ヨーガの句（2-1）の解説にも書かれていますが
苦行は語源がタパスという熱を意味する語であり
実際に身体に火を当てるなどの荒行を意味していたそうです。

さらに博士は
「ヨーガでは苦行は、人間の心にひそんでいるけがれを去るのに必要な行事とされている。しかし、ヨーガにとっては、苦行はあくまでも三昧に至るための準備にすぎないのであるから、極端な苦行に耽るヨーギは異端邪道の徒である。」と述べています。

以前私が真言宗醍醐派で修行していた頃
しばしば火生三昧（火渡り修行）を行ないましたが
これなどがタパス本来の行に近いものだったように思います。
火は煩悩を焼き尽くすということで
火生三昧も一種の「火の祓い」と考えられてきましたが
実際には精神集中の一環で、凝念と静慮の鍛錬に役立ちました。
「火生三昧」とはいえども
それ自体が三昧に直結するわけではありませんが
三昧に至るトレーニングとしては大変有効だったと思います。
私は幸い一度も火傷することなく無事でしたが
これは不動三昧という不動明王との入我我入によって
「加持された火」と一体化するのを目的としたものでした。

しかしながら火渡り、滝行、断食などの苦行は
凝念と静慮を深める効果はあっても
実際のところ「魄」を強めてしまうため
霊性の浄化に役立つとは思いません。

止観の能力は高まりますので、無駄ということはないのですが
私としては、このような苦行は
肉体を痛めることになる為、あまりお勧めできません。

さて聖音の反復誦唱（ヂャパ）ですが、ヨーガスートラに従って
「この聖音を反復誦唱し、そしてこの音が表示する自在神を念想」
(1-28) したとして
果たして三昧に到達できるかというと、それは無理だと思います。

ヨーガスートラでも
「この行法を習得するならば、内観の力を得、ヨーガに対する障害
を無くすことができる。」(1-29)程度のことしか言っていません。
障害の種類は、(1-30)にありますが
佐保田博士も「これによって解脱を得ることはできない」
と解説しています（1-29)。

ではなぜ大した効果の無いものが
「ヨーガ行の中心的な要素」となり得たのでしょうか。
実は、それを解く鍵は、ウパニシャッドにあります。
つまりやり方次第ということなのです。

聖音を重視しているウパニシャッドを幾つか検証してみましょう。
ここでご紹介する三種類の文献はいずれも後期の作品で
ヴェーダーンタ思想が伝統化した時期に属します。
よって初期のものよりは内容的にもよくまとまっていますので
実践上、大変役立つものです。

まずマーイトリ・ウパニシャッド（別名マーイトラーヤナ）ですが
これは黒ヤジュル系の文献です。(「ウパニシャッド」P274)
18の「瑜伽行法」の出だしは「六支よりなる瑜伽」です。
これは「調気、制感、静慮、執持、思択、等持」を
その構成要素としています。

ヨーガスートラの八部門とは多少異なりますので
佐保田博士の解説から簡単に説明します。

執持は凝念と同じです。
思択は「梵を見ること」、または
「静慮と執持において、意（思考作用）がその対象に正しく如実に達しているや否やを検査すること」です。
等持は三昧、定と同意です。
つまりヨーガスートラの五禁戒、五勧戒、坐法が消え
代わって思択が増えたことになります。
これが「六支よりなる瑜伽」の構成です。
ただ例示として、静慮が執持の前に来るのが気になりますが
これはヨーガスートラとの技術的な違いによるものだと想われます。
その違いとは、まさに唵の使い方に表れています。

「他書に説いていう」として（「ウパニシャッド」P284）
「もし賢者あって、意を制し、調気して、感官の諸対象を遠ざけ、かくして、無思慮の状態に立ち得るならば、元来生気（プラーナ）と呼ばれる生命（個人我）は非生気から生じたものであるから、彼はこの生気を調気によって第四位と名づけられたところに執持することができるであろう。」(19)

この第四位とは、博士によれば
「ヨーガの心境の最後の段階」であり
マーンドゥーキァ・ウパニシャッドの「自我の四足」(6) と同意
とのことです。
これは「自我それ自身になりきる段階」として
「神秘的忘我」（「ウパニシャッド」P382）を意味するそうです。

しかしながら、その解釈に基づくならば
技術的に執持というのは適切ではないと思います。
「意識の動きが完全になくなったときに、自我は自分の方から現れてくる」（「ウパニシャッドP374」）
ですから、「自我の四足」の第四位では、既に
心の働きは止滅しているわけです。

この場合、執持が凝念だとすれば
意識の動きが完全になくなった状態で
「調気によって」凝念し、生気を担持することになってしまいます。
その意味では、私は、むしろ「自我の4足」よりも
ヨーガスートラの「第四の調気」に関連付けて
解釈した方が納得できます。

つまり「内外の対象を排除したものが第四の調気である」(2-51)
という句に従って、身体感覚の消失した状態を維持しつつ
そこに生気を以って執持をかける、という解釈です。

「一書に説いていう」として（「ウパニシャッド」P284)
「それよりもさらに高い執持がある。舌端を上顎に圧しつけ、語・意・息を抑制し、梵を思索によって直観するのである。もし、意の作らきが消滅し終わって、自我を介してかの微なるよりも微にして、光明赫々《かくかく》たる自我を直観するときには、自我によって自我を見る結果として無我になる。無我なるよりして彼は不可量、無所依といわれる。これ即ち解脱の微相であり、至上の玄秘である。」(20)

ここでは6番のチャクラつまりアジニァー・チャクラに
生気を以って執持する方法が説かれています。
技術的な話になりますが「舌端を上顎に圧しつけ」ることで
先ずアジニァー・チャクラに生気を向けます。

次に唵の振動と、意の内観と、息の調息を使いながら
アジニァーに対する執持を高めてゆき
直観智を引き出してゆきます。
「意の作らきが消滅し終わって」止が完成し
サハスラーラに対峙することで
「光明赫々たる自我を直観」します。

この空の状態では
「自我によって自我を見る結果として無我」になりますが
まだそれでは「解脱の微相」にすぎません。
なぜなら無との合一・融合に至っていないからです。

「一書に説いていう」として（「ウパニシャッド」P285）
「上方に向かう脈管があってスシュムナーとよばれている。生気の通い路であって、上顎の中間において分かたれている。この脈管に気息と唵と意とを加え、これによって上方に登り行くべきである。舌端を反転して上顎につけ、諸感官を統制して、自ら偉大性として自らの偉大性を観ずべきである。さすれば、無我の境に達する。無我境に達すればもはや苦楽の享受者ではなくなり、必ずや独存の境を得るであろう。」(21)

スシュムナーに生気が通り虚を体得すれば
いわゆる中空の竹となります。
このときスシュムナーは我身の内部だけの存在ではなくなり
無とのリンクが確立した状態となります。
そこで「脈管に気息と唵と意とを加え」て
真我を「上方に登」らせることによって
能動的な形で空を体得しますが、この段階ではまだ
無との合一を果たすことはできません。
これはある意味無我の境地と言えますが
まだ独存の境地ではないからです。
なぜなら無の領域に繋がった程度のところだからです。
また、「舌端を反転して」云々とあるのは
スシュムナーに生気が通り中空の竹を作る時には役立ちますが
そこから先は不要です。

「一書に説いていう」として（「ウパニシャッド」P285）
「静慮の対象として二つの梵がある。声としての梵と無声としての梵とである。声によって無声の梵は顕わにされるのである。

さて、『唵』はその中の声としての梵である。これ（唵）によって上方に登れば、終に無声梵の中に消融する。（中略）かの瑜伽行者も唵音を静慮することによって上方に登り、遂に自主の境地を得る。」さらに続けて、「他の声論師の為す所はこれとは異なっている。（中略） 彼らは拇指を以って両耳を掩い、心臓内の虚空の音を聴く。その音には七つの類似音がある。（中略）この特殊性を超えて、至高、無声、未顕現の梵の中に沈没し去る時は、個体性なく、別異性なきことあたかも種々の精味が一味の蜜に成り切った如くである。」(22)

「これ（唵）によって上方に登れば、終に無声梵の中に消融する」
という部分はまさに圧巻です。
唵を用いて「上方に登る」時には有声、無声共に
特殊な発し方が必要になりますが、それ以前に
ここでの課題が２つあります。
それは中空の竹を作れるようになることと
振動の制御とともに真我を動かせるようになること、です。
さらにその２つを実現できたとしても
昇と降では正反対の方法になりますので
それらを正確に修得することが求められます。
ここで間違えますと、昇降共に目的を達することはできません。
「無声梵の中に消融する」には
ここにひとつの技術的な壁があるのです。

「この特殊性を超えて、至高、無声、未顕現の梵の中に沈没し去る時は、個体性なく、別異性なきことあたかも種々の精味が一味の蜜に成り切った如く」
ですが、これこそ無との邂逅の初期段階だといってよいでしょう。
「消融」という過程を実に上手く表現しています。

「かくのごとく気息と唵と雑多の万有とを結合するが故に、あるいは自らに検束を加えるが故に瑜伽（結合）という。」(25)

「気息と意と、さらに諸官感の合一、一切存在の捨離、これを瑜伽という。」(25)

「一書に説いていう」として（「ウパニシャッド」P286）
「喩えば漁人が網を以って魚介を引き上げ、これを腹中の火に捧げるように、これらの諸生気を唵音を以って引き上げ、これを無病なる火に捧げる。この火は熱したる土器に譬えられるべきものである。あたかも熱した土器に入れられた酪は草木に触れて燃え上がるように、かの生気なるもの（自我）と呼ばれるものも、生気に触れて燃え上がる。その燃え上がったものは梵の形相であり、毘紐笯《ビジュヌ》の最高境地であり、楼陀羅《ルドラ》神の本質である。」(26)

ここでは、瑜伽に結合の役割を持たせています。
アイテムとしては、「気息と唵と雑多の万有」
「気息と意と、さらに諸官感」ということですが、よく読みますと
それによって「一切存在の捨離」を実現するわけです。
ですからヨーガスートラの説く「心の作用を止滅する」ための
プロセスとしての結合ということになります。

また、「諸生気を唵音を以って引き上げ」とあるように
生気の制御もまた唵の操作によって行ないます。
先の例でもそうですが
唵によって真我を、また諸生気を運転活用するためには
その為の特殊な技術を修練し完全に身につけなくてはなりません。
そうでなければ
ただの思い込みだけで何の成果も得られないでしょう。
これは師伝に従い、有声・無声の両方で鍛錬することになります。

マーイトリ・ウパニシャッドでは
このようにオームについてかなり詳しく説かれています。
特に唵を用いてスシュムナーを上がってゆくという辺りは
なかなかのものだと思います。

私は師伝で習いましたが
もしもウパニシャッドだけを頼りにしていたら
直観智に優れた余程の天才でもない限り
実現するのは難しいと思います。
ですからウパニシャッドとは
おそらく修行者向けのマニュアルであり
確認の為の書なのでしょう。

プラシナ・ウパニシャッドには（「ウパニシャッド」P270）
三種類の聖音観想法が述べられています。(5-2、5-3、5-4、5-5)
・「唵」つまりオームを一音量として観想する
・二音量によって「意に会得する」
・「ア、ウ、ムという三音量から成るこの一音綴を以って至上の
　神我を観想」する

この三音量の場合ですが
「彼は光明体たる太陽に入」ることができるとあります。
これは先のマーイトリ・ウパニシャッドに関連付けて考えると
わかりやすいと思います。
(21)に対して、私は
「我身の内部だけの存在ではなくなり、無とのリンクが確立した状態」と書きましたが
どこでリンクが構築されるかというとそれはサハスラーラなのです。
(22)の「上方に登れば、終に無声梵の中に消融する」というのも
登った先のドアはやはりサハスラーラ・チャクラそのものです。
つまりスシュムナーは、サハスラーラを出入り口として
無とリンクされているわけです。
ですから「光明体たる太陽」つまり
サハスラーラを見ているだけでは駄目で
そのなかに「入る」ことが要求されるわけです。
それによって「梵天界に導かれ」「神我を見る」(5-5)
ことになります。

マーンドゥーキァ・ウパニシャッドには（「ウパニシャッド」P289）
「自我の四足と唵の音母」と題して次のように書かれています。
「この自我は音綴として見れば、聖音『オーム』である。母音として見れば、その足（部分）をなすものが音母である。音母としての足はア音とウ音とム音とである。」(8)

そしてア音については
「一切人的自我には取得もしくは首位保持の義がある」(9)
ウ音については
「光明的自我には引き上げるの義もしくは両辺に通ずるの義がある」(10)
ム音については
「叡智的自我については建立の義もしくは合会の義がある」(11)
また、さらに
「第四の自我は音母なく、不可侵にして、万象を消融し、安詳である。かようなわけで聖音『唵』は自我にほかならない。かように知る者は自我によって自我に入る。」(12)
と説いています。

ア音は「取得」であり、それによって真我を安定させます。
ウ音によって真我を上方に移動させサハスラーラに近づけます。
このウ音の働きを達成させるには、文字通り
シャクティと梵の座の「両辺に通」じていなければなりません。
そしてム音でサハスラーラ・チャクラとの合会となります。

最後の第四の自我ですが
これは、マーイトリ・ウパニシャッドの「第四位」(19) や
ヨーガスートラの「第四の調気」(2-51) と区別して
考えるべきかと思います。
マーイトリ・ウパニシャッドの22では
「無声梵の中に消融する」境地は
「自主の境地を得る」境地に等しく、いわば最終段階なのです。

だとすれば、無声梵は「第四の自我は音母なく」と同義だと解釈し
文字通り「自我によって自我に入る」段階だと解釈すべきでしょう。
ですからマーンドゥーキァ・ウパニシャッドの第四位（7）と
第四の自我（12）は、マーイトリ・ウパニシャッドの第四位とは
質が異なるものと解釈します。

このように聖音も使い方次第でとても役に立つものなのですから
自在神の念想目的でただ反復読誦するだけでは
もったいないと思います。
ヨーガスートラだけでなく、ウパニシャッドを丹念に読み込めば
様々な気づきがあることでしょう。
そして正しい方法で実践を重ねることで
その妙味を味わうことができるのです。

第6章 サマディの階梯

1．ふたつのサマディ

ヨーガの三昧とは、どのような境涯なのでしょうか。
第３章でも説明しましたが
もう一度ヨーガスートラを参照したいと思います。
同書第一章では
「ヨーガとは心の作用を止滅させることである」とあります。
それがヨーガの定義だとすれば
何の為にそうしなければならないのか
さらにその結果として何が起こるのかを検討する必要があります。

同書では、それに続けて次のように説明しています。
「心の作用が止滅されてしまった時には、純粋観照者である真我は
自己本来の状態にとどまることになる」(1-3)
そして心の作用として
正知、誤謬《ごびゅう》、分別知、睡眠、記憶の五種類をあげ
その達成手段として、修習と離欲を提示しています。
この修習とは、次のように定義していますが
「こころの流れの静止をもたらそうとする努力」(1-13)
要は「止滅」と「観照」の２つの要素を
説明していると解釈できます。

この止滅と観照は
天台智顗《ちぎ》の「摩訶止観」にも通ずる考え方だと思いますが
ここで注目したいのは、止滅のあとに観照がくる点です。
ヨーガの定義が止滅であるならば
観照はヨーガを超えたものなのでしょうか。

心の作用が止滅した段階では
果たして、何が何を観照するのでしょうか。
それについて同書は様々な角度から説明を試みていますが
土台にあるのはサーンキャの二元論です。

しかしながら本章では
学者のように学問的に解説するのではなく
別の視座から体験に基づく具体的な説明をしたいと思います。
なぜならヨーガを、ひとつの古典的な考え方にとらわれて
その延長線上でのみ研究したくないからです。
読者の方で、もしサーンキャの理論から
ヨーガスートラを読み解きたい場合には
その道の専門書をお読みください。

本書では
古代インドの宗教的な解釈を出来るだけ避けるために
別の角度から、サマディの2つの次元、つまり
ヨーガで到達できるサマディと
タントラのサマディの境地の違いについて
リアルに考察したいと思います。

2. 空間の歪み

アーサナなどの技術によって
7つのチャクラがバランスよく活性化されたら
次はそのエネルギーを8番目のチャクラに注ぎます。
これまでチャクラは7つしかご紹介していませんが
ヨーガを完成させる上では、恐らく
この8番目のチャクラが最も重要な役割を果たします。
それはまさしく「止観」の鍵を握っているからです。

ヨーガスートラではどうしても
その背景から宗教的な理論展開になりますが
インド思想の輪廻転生論まで遡れば
賛同できるものではありません。
そこであえてヨーガスートラにとらわれないスタンスで
この三昧について考察することにします。

ヨーガのセットメニューを正確に練習しますと
各チャクラに相当な反応が起こります。
そのエネルギーを下層のチャクラから順に
雪ダルマ式に高めてゆき、最後にサハスラーラから
8番に注ぎ込みます。

この8番目のチャクラは、肉体を取り囲んでいる雰囲気です。
俗にオーラという言葉で表現されますが
一般にもたれているイメージとは大分異なります。
具体的には、7番目に上げられたエネルギーを
一度頭頂に運んでから、外に放出します。
これは内呼吸の制御とジャランダラ・バンドゥの応用で
達成できます。
それをしばらく続けますと、徐々に8番のチャクラが厚みを増し
密度が濃くなってきます。

それは自らを取り囲む大気の質が明らかに変わるので
すぐにわかるはずです。

ヨーガでは昔からグルの重要性を言いますが
場面としては３回あります。
その第１回目は、まさにこの局面です。
８番目のチャクラが強くなりますと、その質が濃密になります。
まるで液体状とでも言ってもよいかのような質感で
あきらかな波の動き、ゆらぎを感じます。
私はそれを、「空間の歪み」と言っていますが
これはレベル２やマスタークラスに複数回参加されている方ならば
ほぼ全員が体感しているはずです。

この空間の歪みは、まさに８番のチャクラの感覚そのもので
これを体験しているかどうかがヨーガ完成の成否に直結します。
たとえば前記の２種類のレクチュアの際には
特定の目的に従って場をコントロールしている為に
参加者のほとんどが同じ様な体験をするわけですが
それはあくまで私のシャクティパッドによるものです。

実際には、独力でそれと同じ状態が作れなければなりませんが
事前に正解を知っているかどうかは
正しい道を進む上でとても重要な意味を持ちます。
いつもレクチュアの際に言っているのですが
この空間の歪み体験はかなりインパクトがありますので
当初はその感覚を出来るだけ長く味わいたいと
思う方が少なくありません。
しかし、それを味わうことは、８番の質を体の表面
及び１～７番の各チャクラで受け止めているということなのです。
ですからそこに安住して歪み感覚に囚われてしまいますと
次の段階で１～７番と８番との境をなくすことができません。

3．肉体感覚の消失

ヨーガスートラでは、その８部門の５段階目に制感を置き
それから凝念－静慮－三昧と続けています。
この凝念は１～７番のチャクラに対しては
ある種のバランスに基づいて働きますが
８番のチャクラに移行する際には
凝念と共に静慮のパワーが不可欠です。

つまりその両者によって８番のチャクラは質的に密度を高め
さらに１～７番と８番との境をなくすることができるわけです。
ところが前述のように、８番のチャクラの質を
体の表面で歪みとして受け止めているうちは
その境はなくなりません。
歪みを体感するのはそこにぶつかりがあるからです。
つまり境があるから歪みを感じるわけです。
そこでその歪みを感得し続けるのではなく
積極的に体内に受け入れることによって、境をなくしてゆきます。
そうすれば、ある瞬間から肉体感覚の消失を体験します。
これは境がなくなる事によって実現できます。

私のレクチュアの際には、その感覚を明確に体験して頂く為に
必要に応じて、前半身だけとか、左半身だけとか
つまり全身ではなくその一部だけを消すことによって
よりわかり易く肉体感覚の消失を体験して頂いています。
本当はこれも自力で体験できればよいのですが
自力で体験するにはかなりの年月を要する為
こちらで空間の制御をし、そのサポートをしています。
ところで、この肉体感覚の消失は
単に身体感覚がなくなったというだけではありません。
実はとても深い意味があるのです。

4．内観と外観の融合

体内のチャクラと８番のチャクラの境がなくなりますと
実際に肉体の感覚がなくなります。
腕を動かそうとしても腕がないのです。
もちろん目を開ければ見えますが、瞑目していると、まるで
無重力の空間にポッカリと自らの存在だけが
浮かんでいるように感じます。

これが空の体験そのものなのですが
サポートなしに自力で体感するのはなかなか難しいので
必要に応じて、完成形を体験して頂くようにこちらで操作します。
そうすれば後日自力でトライする時に
できたかどうかを自分で判断することができます。
これはシャクティパッドによって
半強制的にその境をなくしてしまうわけですが
これを体験したかしないかは
後々の進歩に大きな違いをもたらします。

私は、これを内観と外観の融合といっています。
空間の歪みを体感する時には外観を研ぎ澄ませますが
境を取り払う時には
内観と外観を一体化させなければなりません。
そこにある種の難しさがあるのです。
これはセットメニューをどんなに汗水流して頑張っても
達成できません。
なぜならチャクラの質の制御に深く係わるものだからです。

ところで主要なナーディ（気道）であるスシュムナーは
一般に脊髄の中に位置すると言われていますが
それは正確ではありません。

前述の境がなくなったときには、自分の存在全てが
このスシュムナーの中に入ってしまいます。
その時、ナーディはエネルギーの通る管ではなく
エネルギーの流れる道なのです。
つまり導管というよりも気道という方が適当だと思います。

なぜなら、そこに流れるエネルギーが量的に大きくなれば
それに比例してこのスシュムナーも太くなってゆくからです。
これについてラーマナ・マハーリシ師は
「クンダリニーはスシュムナーを通ってサハスラーラ・チャクラに達し」（P261）と説明されていますが
このスシュムナーはクンダリーニが通過することで
その存在を体感するものです。
ですから、エネルギーの量が拡大するに従って
スシュムナーも次第に太く実感するようになるわけです。
師はまた次のようにも述べています。

「われわれはクンダリニーを身体のなかにあるように語る。なぜならわれわれ自身をこの身体によって限定された存在として見なしているからである。だが、実際クンダリニーは真我と異ならず、内側にも外側にも存在しているのである。」（P259）
これについては全く同感です。
さらに言えば、ナーディやクンダリーニのみならず
チャクラもまた、体内に限定されるものではなく
肉体的な次元を超えた領域にまたがって存在しているのです。

5．ヨーガの「観」とタントラの「観」

さてこの一連の流れを整理しますと次のようになります。
① １～７番のチャクラをバランスよく活性化させる
② ８番のチャクラに体内のエネルギーを注ぎ込む
③ 外観によって８番のチャクラの動き（空間の歪み）を観察する
④ 肉体とそれを包む雰囲気（８番のチャクラ）の境をなくす
⑤ １～８番のチャクラと外界との境をなくす
⑥ 無との合一を体験する
⑦ 無との融合を試みる

この①は、内観とムスビを重視したヨーガの練習で
比較的短期間に達成できると思います。
ただ単に体を動かすだけの体育的なヨーガでは
何年頑張っても各チャクラに明確な反応を得るのは難しいでしょう。
故に瑜伽之練体の基本を正確に守りながら
セットメニューを練習するのが短期練成の近道だと思います。

②は当初、頭頂を出口として8番に注ぎ込みますが
慣れてきましたら各チャクラをバランスよく充実させた状態で
全身から同時に放出します。
このとき、内観と共に外観を併用するとわかりやすいと思います。
頭頂から放出したエネルギーは
螺旋を描いて自分の身体の周囲を降下しますが
その向きはエネルギーの種類によって異なりますので
必ずしも毎回同じというわけではありません。
蛇足ですが、アーサナ、マントラ、呼吸法などが役立つのは
この段階までです。
ここから先はそれらは全く役立ちません。
ですからそれらに囚われないようにすることです。

③ ８番の観察は内観では不可能なので、外観を使います。
内観は瑜伽之練体で練習しますが
この外観は繊細さを向ける方向が異なります。
外観のコツとしては
自分を包む大気を肌に近いところからその対流を繊細に観察し
それを少しずつ広げてゆきます。
できれば良師について
空間の密度を高めるシャクティパッドを受けるといいでしょう。
一度でも空間の歪みと波を感得できれば
なにがその段階のゴールなのかがよくわかります。

④ 空間の歪みや波を肌で体感することは必要不可欠なことですが
いつまでもそれを楽しんでいては先に進めません。
なぜならそのままでは
肉体とそれを包む雰囲気との境をなくすことができないからです。
そこで自らの内部にその波を受け入れて、同化するようにします。
そうすればぶつかりがなくなりますので境が徐々に消えてゆきます。
以前、冬に山籠りして、滝行をしながら水想観を練習しました。
最初は上手くゆきませんでしたが、この練習をしてからは
同じ原理だと体験的に理解することができました。
水想観とは、自分と水とを一体化させる観想法です。
ぶつかりがなくなり境が消えた時には、肉体の感覚は消失し
“無重力の空間に自らの存在だけが浮かんでいる”
ような境地になります。
この空の体験ができたら、表裏の関係にある虚も体得すべきです。
これは視座を変えるだけなのですが、独力ではかなり困難なので
良師の指導を受けることをお奨めします。
具体的には、肉体の消失した状態で、スシュムナーだけを残し
そこにある種のエネルギーを注ぎ込みます。
そうしますとスシュムナーは
エネルギーの量に比例してどんどん広がり
チベットでいうところの中空の竹となります。

このときの注意点ですが
採気にならないようにしなければなりません。
採気とは、気を外部から自らの意思で
体内に取り入れる技法を指します。
陰気と陽気、つまりエネルギーの良し悪しといいますか
その質の違いをはっきりと感じ取れるようになりませんと
受け入れる際の選択ができないので
偏差（間違った練習による神経系や体質の悪化）
になりかねません。
ですから、正しいシャクティパッドをできるだけ多く受けて
エネルギーの質の違いをわかっていることが
虚観を自習する際の必須条件なのです。
従って、中空の竹が出来た後も、採気にならないように
充分に注意しなければなりません。
熱心に自習することが偏差に繋がっては本末転倒です。

⑤⑥⑦はヨーガの境地を超えています。
前述の④は空と虚の体得ですが
これはヨーガのゴールに他なりません。
「ヨーガとは心の作用を止滅させることである」とは
まさにこのレベルだからです。
それはこの次元でのムスビの完成形とでもいいますか
感覚を蕩尽し、意念を断絶した境涯です。
これはある意味ヨーガスートラの説くサマディの境地です。
ところが⑤の段階はヨーガのカバーする個の次元ではなくなります。
ここからはタントラの領域なのです。
この段階では、８番は
１～７番の全てのチャクラと合一した状態になっています。
ですから、個と全体とのムスビを実現する為には
全てのチャクラと外界との境をなくしてゆかなければなりません。
そのキーとなるのは、サハスラーラ・チャクラです。

このチャクラがスパークしますと
まるで太陽が脳の内部に出現したかのような
強烈な光輝を放ちます。
質感も尋常ではありません。

④は内観と外観をひとつにし、観だけになる事で達成できますが
⑤はサハスラーラの中に入ることで第二の境をなくします。
瞑目してサハスラーラを脳内に観ながら近づいてゆきますと
その光輝はどんどん拡大し、ついにはその強烈な光が消えて
暖かで淡い光に包まれた状態になります。
この状態が⑥であり、無との合一により
個と全体の境をなくした境地なのです。
肉体の感覚は④で消失していますので
存在だけが漂っているような感覚ですが
その中心といいますか、深部に近づいてゆきますと
今度は存在それ自体が希薄になってゆきます。
この時の雰囲気はとても言葉では表現できませんが
⑥の合一から⑦の融合へと変わってゆくプロセスを味わいます。
これがタントラのサマディの世界であり
老子の説く自然無為の境涯なのです。
もっと詳しく解説したいのですが
不必要な先入観は修得の妨げになる場合がありますので
このくらいにしたいと思います。
いずれにしましても独習できるのは、③の段階まででしょう。
偏差にならないようにするためにも
然るべき良師に付かれるのが賢明です。

6．無との融合

「真我の中に確立（アートマニシター）された人にとっては、一瞬でさえその没我状態から動いてはならないことが重要である。真の本性からそれると、彼は燦然と輝く光を見たり、霊妙な音を耳にしたり、彼の内面或いは外面に現れる神々の幻想を実在だと見なしたりしてしまう。彼はけっしてこのようなことに惑わされて自己を見失ったりしてはならない。」（「あるがままに」P206）

禅では「仏に会ったら、仏を斬れ」といいますが、これは
釈迦仏教本来の姿である信仰の放棄に通ずる教えだと思います。
偶像崇拝に囚われていたら
真の見性（悟り）には至らないという教えです。
確かに、戒律と信仰を重んじる宗教的ヨーガを実践する人ならば
サハスラーラ・チャクラの迫力ある光輝を目の当たりにした時に
それを神仏と誤解してより深い信仰に向かってしまうでしょう。
その場合、その方の宗教心は満たされるかもしれませんが
ヨーガの進歩はそこで止まってしまいます。
なぜなら、その光輝を神仏と思い込み拝んでしまいますと
その中に入ることができないからです。
空と虚の悟りならまだしも
無の領域には至ることはできないでしょう。
ですからラーマナ・マハーリシ師の言うように
「このようなことに惑わされて自己を見失ったりしてはならない」
わけです。

この点は、別の意味からも重要な課題を与えてくれます。
燦然と輝く光、霊妙な音、神々の幻想などは
クンバカを繰り返すことで脳が酸欠になれば
比較的容易に体験することができます。
でもそれは人工的な臨死体験の産物なのですから
本気にするべきではありません。

肉体に過度なストレスを与えることなく
ゆったりとくつろいだ自然な状態で、しかも
判然とした意識状態のうちに様々な体験をしなければ
本物ではないと知るべきです。
特に神仏の像が出現したら、アウトだと思って間違いないでしょう。

ですから、光輝を観、その中に入り合一した場合には
その真偽を確かめる為に
短間隔で何度か光輝に出入することをお奨めします。
つまり生理的な極限状態で起こったことなのかどうかを
自分で判断するわけです。
チャンネルを切り替えるように自在に出入できるようなら
まず大丈夫だと思ってよいでしょう。
脳の酸欠などが原因の場合ですとこのような切り替えはできず
無への出入の如何に係わらずずっと同じ光が見えているからです。
従って、自らの体験の真偽とレベルをチェックする上でも
この確認作業は必須です。

このように、強烈な光輝が見えているうちは
無との合一はまだ達成できていません。
当初私もそれを確認する為に何度も出入を繰り返しましたが
「真の本性」（＝無）から離れると光輝が見え
無と合一するとその瞬間から見えなくなりますので
この点もラーマナ・マハーリシ師の主張は正しいと思います。

「サマーディそのもののなかにはただ完全な平和だけがある。サマーディが終わろうとするとき、心は息を吹きかえす。そしてサマーディのなかの平和を思い出したときに、至福が訪れるのである。帰依や献身のなかでは至福がはじめに現れる。それは歓喜の涙、毛が逆立った状態、声が上ずった状態として表れる。そしてついに自我が死に絶え、サハジャが起こるときには、これらの兆候も恍惚状態も消え去るのである。」（「あるがままに」P281）

このサハジャとは
サハジャ・ニルヴィカルパ・サマーディのことです。
サハジャとは“自然”を
ニルヴィカルパとは“違いのない”を意味します。
同書によれば、このサマーディは、次のように定義されています。
「原初の、純粋な、自然な状態のなかに努力を要せずとどまっていること」

ところで、サマディには段階があります。
ラーマナ・マハーリシ師は3つに分けて次のように説明しています。
① サハジャ・ニルヴィカルパ・サマーディ
② ケヴァラ・ニルヴィカルパ・サマーディ
③ サヴィカルパ・サマーディ

この①は前述のような定義ですが、師はさらに
「すべてが分割不可能な真我の現われなのである」
と、述べています。
次の②については、「真我実現の前の段階」として位置付け
次のように説明しています。
「この状態の中には、一時的だが努力を要しない自己覚醒がある。しかし、自我が完全に消去されたわけではない。この状態は身体意識の不在によって特徴づけられている。真我の一時的な自覚はあっても、この状態では感覚的情報を知覚することはできず、世界の中で機能することもない。そして身体意識が戻ったとき自我も再び現れる。」(P271)

ここで「身体意識の不在」が
ひとつの要件として挙げられていますが
これは私が主張する「肉体感覚の消失」とほぼ同じです。
ですから、ケヴァラ・ニルヴィカルパ・サマーディが
私の分類する階梯のどこにあたるかは
すぐにお分かりになることと思います。

このサマーディは
「実在を努力とともにとらえている」（P272）段階なので
①と比べればまだ準備段階のようなものです。
③のサヴィカルパ・サマーディは
「この真我の自覚の状態は不断の努力によって保たれている。このサマーディの継続性は、それを維持する為に注がれる努力に完全に依存している。自己留意が揺らぐとともに真我の自覚は妨げられてしまう。」（P271）と解説されていますが
これはいわばサマディの入り口に相当します。

技術的にはそれ程難しいものではありませんが
不断の努力によって支えられているわけですから
途切れた瞬間に元に戻ってしまいます。
ですから①の
「原初の、純粋な、自然な状態のなかに努力を要せずとどまっていること」が如何に難しいかがわかるでしょう。
もちろん段階を踏んで到達する境地ですから、最初から
サハジャ・ニルヴィカルパ・サマーディを体験する事はできません。
そこに至るプロセスが
この究極のサマディを実現するパワーを与えてくれるのです。

ところで師は前述したように
「サマーディそのもののなかにはただ完全な平和だけがある」
ということですが
サマディでは一体どのような状態になるのでしょうか。
完全な平和とはどのような感触なのでしょうか。

「サマーディに入ろうとするときに起こる恐怖と身体の震えは、わずかな自我意識がいまだに残っているためである。だが、自我が何の跡形もなく完全に死に絶えるとき、人はただ至福だけが広がる純粋な意識の空間にとどまる。そして震えも消え去るのである。」
（P281）

普通に考えますと
「完全な平和」と「恐怖と身体の震え」とは
矛盾するように思いますが、師が説かれるように
「恐怖と身体の震え」の彼方に完全な平和が広がっているのです。
実は、この一文を読んだ時に
私はラーマナ・マハーリシ師のすごさを感じました。
もしもはじめから至福だの歓喜だのといわれたら
師の本など真剣に読み込みはしなかったと思います。
でもこれを見た瞬間に師の偉大さを直感しました。
これは悟りの深さを証明するもっともリアルな体験に属します。

神道の祝詞に必ず出てくる語句があります。
それは「恐《かしこ》み恐み」「畏《かしこ》き」などのようなフレーズで
「恐」「畏」といった漢字が並びます。
これは神道の神がバチを当てるとかで
怖がって書かれているわけではありません。
神道の最終境地は、神人合一と即身化神です。
つまり究極的なタントラのサマディとほぼ同じなわけですが
その境地に至る過程で「ある種の恐れ・畏怖」を体験するのです。
そして完全な即身化神（＝無との融合）となりますと
今度は一切の「恐れ・畏怖」は消失します。
この一連のプロセスは
正しい方法で修行する時に共通する悟りの階梯なのです。

ではこの「恐れ」はどこから来るのでしょうか。
そしてなぜ「消え去る」のでしょうか。
その答えのヒントは
「自我が何の跡形もなく完全に死に絶えるとき」にあります。
自我が死に絶えるとは、どのような状態であり
どうすればそうなるのか？
それがわかりませんとラーマナ・マハーリシ師の真意は
明らかになりません。

先に私は
「肉体の感覚は④で消失していますので、存在だけが漂っているような感覚ですが、その中心といいますか、深部に近づいてゆきますと、今度は存在それ自体が希薄になってゆきます。この時の雰囲気はとても言葉では表現できませんが、まさに⑥の合一から⑦の融合へと変わってゆくプロセスそのものを味わいます。」と書きました。

実は、この自らの「存在それ自体が希薄」になる時に
「恐」「畏」が湧き上がってくるのです。
それは自らの存在そのものが「消えてゆく」ことへの
何とも言えない未知への不安と恐れだといってよいでしょう。
ところがこの「恐」「畏」はある瞬間にふっと姿を消します。

ラーマナ・マハーリシ師は
「自我が何の跡形もなく完全に死に絶えるとき」
と形容していますが、まさにその通りだと思います。
そこでは「恐」「畏」のみならず
もはや信念や信仰なども一切介在する余地はありません。
堅持すべき理念も、祈るべき対象も、なにも存在できないのです。
つまり究極のサマディとは、無との融合なのです。

7．Body、Mind、Spirit

『ミリンダ王の問い』(東洋文庫) という本があります。
全３冊の長編ですが副題に“インドとギリシャの対決”とある様に
内容的にも大変面白く、とても勉強になりました。

インドに侵攻したギリシャの帝王メナンドロス (ミリンダ王) が
仏教僧ナーガセーナと教理について対決し
ついに仏教に帰依するという物語です。
インド的思惟がギリシャ的思惟と正面からぶつかり合い
バーリトゥールド的論争で決着をつけるというお話です。

私は昭和48年、17歳の時にこの本を初めて手にしましたが
その時の感動は今でも忘れません。
ここでの仏教は、皆さんがイメージするような仏教とは
かなり趣の異なるものです。
いわゆる御利益型信仰や、葬式仏教とは違う
もっと哲学的な思想です。

ここでひとつご紹介しましょう。
「大王よ、たとえば、ある人がひとつの灯火から他の灯火に火を点ずる場合に、灯火がひとつの灯火から他の灯火へ転移するのですか？」(第５章第５「輪廻の主体は転移しない」より)

この類の話は第２章第１にも出てきますが
言い換えれば次のようなことです。
例えば、蝋燭の灯を用いて別の蝋燭に点火します。
最初の蝋燭の灯と２番目の蝋燭の灯は
同じだろうか？違うだろうか？という問いかけです。
これについてナーガセーナは
さらに次のような問いも投げ掛けています。

「大王よ、たとえば、ある人が船で大海に乗り出して、手の窪みで海水を汲んで、舌で味わったならば、その人は『これはガンジス川の水である。これはヤムナー川の水である。（中略）　これはマヒー川の水である』ということを知るでしょうか？」（第７章第15「すぐれた心理現象の分析」より）

私は昔、輪廻について次の様に書いたことがあります。
Body は器であり、Mind は脳の働きである。生命の根源たるものは Spirit を以て Body に命の息吹を与え、而してMindを観照する。
海に行きコップで海水をすくう。コップは器であり、海水をすくうことで生命を宿す。もしもコップの海水を海に還したとしよう。
再び、海水を器にすくったときに、最初の海水と次の海水は同じものだといえるだろうか。
海水は器にすくわれたときに『個』としての存在を与えられる。その『個』が全体に帰して、ひとたび融合されたならば、もはや決して同じものは還らない。
カラの器こそまさに『虚』であり、（例えば無重力空間で）中の水だけになるならば、それは『空』だ。そして海に還り全体と合一・融合した時こそが『無』なのだ。
『空、虚、無』という言葉は、般若心経などの経典に数え切れないくらい出てくる言葉だが、学者や僧侶の解説本などを見ても、その言葉の意味の違いについて明瞭に述べたものを私は知らない。」

ラーマナ・マハーリシ師は
「ヨーガは、以前に区別があって、のちにひとつのものが別のものと合一することを意味している。だが、いったい誰が誰とひとつになるというのだろう？」（P253）と述べています。

もともとひとつのものであり、また同じ質を持っているわけなので本来ならばいつでもひとつに戻れるわけですが
そう簡単には事は運びません。
なぜならそれにはタントラの特殊な技術が必要だからです。

ヨーガはその前段階として役立ちますが
あくまでそれは補助的な位置付けでしかありません。
つまり究極のムスビとは
なにか別のものと結合することを意味するのではなく
「元の状態にムスビ直すこと」だと、考えるべきなのです。

ところでインドの輪廻転生思想は
「転生を通して自己同一性が維持」(「ヨーガ根本経典」P57)
されていることが前提です。
真我を輪廻の主体とすることに理論的矛盾があるため
無理やり「我想元質」(4-4、4-5)なるものを創出しましたが
そもそもスタートのところに無理があるように思います。

仏教の経典に「ジャータカ(本生経)」というのがあります。
これは釈迦の前世の説話をまとめたものとして知られていますが
もし釈迦本人が読んだらきっと驚くことでしょう。
もしかしたら「いい加減なこと書くな」と怒るかもしれません。

この「転生を通して自己同一性が維持」されるという考え方は
前述の「ミリンダ王の問い」でも疑問を投げ掛けられていますが
とても同意できるものではありません。

結論を言えば、人生は一回だけであり
自己同一性が維持される転生(生まれ変わり)はないのです。
だからこそこの命を大切にし、一度しかない人生を
豊かなものにしてゆかなければならないわけです。
「次があるから」と想っていたら後で後悔すると思います。

8. 釈迦の理解

大パリニッバーナ経の第６章の24「死を悼む」に
釈迦が亡くなる時の情景が非常に詳しく述べられています。
それによりますと釈迦は次の様なプロセスを経て涅槃に入りました。
(「ブッダ最後の旅」岩波文庫)

1. 初禅
2. 第二禅
3. 第三禅
4. 第四禅
5. 空無辺処定
6. 識無辺処定
7. 無所有処定
8. 非想非非想定
9. 滅想受定
10. 非想非非想定
11. 無所有処定
12. 識無辺処定
13. 空無辺処定
14. 第四禅
15. 第三禅
16. 第二禅
17. 初禅
18. 第二禅
19. 第三禅
20. 第四禅
21. 涅槃（ニルヴァーナ）

初禅、第二禅、第三禅、第四禅を総合して
通常「四禅」といいます。

色界における4つの段階的な境地を得るための
禅定を指していますが、その上にさらに無色界の禅定として
空無辺処定、識無辺処定、無所有処定、非想非非想定
滅想受定と続きます。

それぞれの一般的な解釈は専門書をお読み頂くとして
ここでは、釈迦がニルヴァーナに入る為に
上記の様に21段階ものプロセスを経なければならなかった
という事に注目したいと思います。

最も深いサマディの滅想受定ではなく
何故第四禅からでなければならなかったのでしょう。
そして、スッタニパータで最終章におかれた彼岸とは
上記のどの段階を指すのでしょうか。
その辺りに、彼岸と涅槃に関する重要な答えがあるのです。

スッタニパータの最後の章は
「涅槃に至る章」ではなく「彼岸に至る章」となっています。
もし悟りの境地が涅槃であるなら
何故釈迦は彼岸をゴール（最終章）としたのでしょうか。
涅槃ではなく彼岸でなければならない理由とは？
釈迦はどのような意図で涅槃と彼岸を使い分けていたのか？
その答えを突き詰めてゆくことが
この大パリニッバーナ経を読み解くヒントとなるのです。

「尊い方よ。尊師はいまニルヴァーナに入ってください。幸いな方はニルヴァーナに入ってください。今こそ尊師のお亡くなりになるべき時です。」(36)
このフレーズは大パリニッバーナ経に何度も登場します。
釈迦は既に解脱していたわけですから
ニルヴァーナ＝解脱では理屈に合いません。

また、一説には、マウドガリヤーヤナ（目連）も死を予感して
ニルヴァーナ（涅槃）に入る許しを釈迦に求めたと言われています。
つまり原始仏典の編纂された時代には
彼岸と涅槃に明らかな意味の違いがあったと考えられます。
そこで当時の解脱観について検討したいと思います。

サンキャ哲学の現存する最古の原典は
イーシヴァラクリシュナ（4世紀）の「サーンキャ詩」です。
それ以前の同派関係の著作は全て散失し
断片しか残っていません。
しかしサーンキャ哲学は紀元前4世紀にはすでに
バラモン教系統の最初の哲学学派として成立していたわけですから
サーンキャ詩の思想の起源をその時代に求めることができます。
紀元前4世紀といえば、ほぼ釈迦の時代にかぶるわけですが
当時、サーンキャ詩の思想はほぼ認知されていたと考えられます。
ところで、このサーンキャ詩の第67－68をみますと
解脱に二種類あると説かれています。
それは「生前解脱」と「離身解脱」です。

まず、解脱に達したら現世での生存を保てるかどうか
という疑問に対する答えが、この「生前解脱」です。
解脱に到達してもそこですぐ死ぬわけではなく
予め定められた寿命を全うしなければならないという思想です。
つまり
「解脱してもなお生存し続けている状態を生前解脱という。」
とのことです。（「ヨーガとサンキャの思想」P492）
この場合は、
「まだ精神と根本原質とが関係をたもっているから
苦しみは厳然として存在する。ただ苦しみに対してまったく無関心
となり、傍観者となって苦しみを感受しないのである。」（P493）
という境地ですので、客観的に観た場合
「現実の苦しみ」を回避できるというわけではありません。

こう言われますと「解脱したのになぜ悪いことが起こるのか」と
素朴な疑問を持たれるかもしれません。

釈迦の死も、クシナガラでチュンダより受けた食事によって
激しい腹痛を味わったことに起因するものですし
その前にも死に瀕する大病を経験しています。
また「ヨーガの宗教理念」では
佐保田博士は20世紀の三大聖者として
ラーマクリシュナ師
ヴィヴェーカナンダ師
ラーマナ・マハーリシ師、をあげておられますが
ラーマナ・マハーリシ師（70歳）以外は
残念ながらお二人とも早逝されています。

ラーマクリシュナ師は、喉の癌で50歳
ヴィヴェーカナンダ師も、喘息と糖尿病で苦しみながら
39歳で亡くなりました。
「ヨーガの宗教理念」によれば、ラーマクリシュナ師は
「からだはものすごくやつれて、骨と皮ばかりになり、声も出なくなった。ノドの出血はひんぱんになり、そのたびに非常な苦しみようであった。」（P149）とのことです。
このように生前解脱をしても
全ての災いから回避されるわけではありません。

そこで
「人間は不完全なものであるから、死後になって初めて完全な解脱が得られると考えた。死後に二元が完全に分離することを離身解脱と称する。この際に二元は滅亡するのではなくて、分離するだけである。ここで純粋精神は独存となり、本来固有の純粋精神性を発揮する。」（「ヨーガとサンキャの思想」P493）
という思想が説かれました。

つまりサーンキャ詩でも取り上げられているくらいですから
肉体の死と解脱との関係は当時から問題となっていたわけです。
これは仏教に於いても同じではないでしょうか。
言葉の使い方は違いますが
もしも生前解脱を彼岸とし、離身解脱を涅槃と考えますと
これまでの疑問が解けると思います。

そこでヨーガの体験と比較しながら
もう一度大パリニッバーナ経に戻って
釈迦入滅のプロセスを検証してみましょう。
死とは、肉体機能の停止をその医学的判定基準としています。
脳や心臓の働きが停止した時に、死を宣告されるわけです。
つまり肉体があることが、死を迎える条件だということです。

定に入りますと、合一と融合へのプロセスに
足を踏み入れることになります。
ここでは肉体感覚の消失を伴うので
実感として肉体を意識することができません。
呼吸による肺等の動きや血流なども当然認知できません。
さらに進んで無との融合を果たしますと
肉体どころか自らの存在そのものが希薄になってゆくことは
既に述べたとおりです。
いわば生死を越えた状態にあるといってもいいでしょう。
これはヨーガからタントラへと踏み込んでゆくことで
個の意識領域を超えて
全体との合一・融合を果たすこととなりますので
そこでは個体としての死を
素直に受け入れることができなくなります。

一方、四禅の最上位とはいえ
第四禅はまだ意が残っている段階です。
ですから脳を内観することで、生を認識することができます。

つまり死を受け入れることができる状態だということです。
ですからこのような理由で、釈迦はわざわざ
滅想受定から一旦初禅へ戻り
手探りで一つひとつ確認するかのようにステップを進め
そして四禅からニルヴァーナへ入られたのだと思います。
彼岸と涅槃は
悟りの境地としてはかなり近いものだとは思いますが
その目的と前提条件が異なるために
スッタニパータでは彼岸を
そして大パリニッバーナ経では涅槃を、そのゴールとしたのです。
つまり釈迦最後の旅の終着点は、帰還可能な彼岸ではなく
肉体の死を伴う涅槃でなければならなかったわけです。

〈コラム〉 秘伝の伝承

花を手でつまむことを粘華と言います。
粘華微笑とは、釈迦と摩訶迦葉《まかかしょう》との間で起きた
奥義伝承の美しい物語です。
摩訶迦葉は、十大弟子の一人であり
頭陀第一として知られています。
釈迦の信頼が厚く、釈迦が涅槃に入られてから後
教団の指導者となり、王舎城で第一回結集を行なった人物です。
禅宗では特に重要な位置を占めている仏弟子です。

釈迦は晩年のある日
霊鷲山に弟子たちを集め、説法の座につかれました。
皆、釈迦の説法が聞ける事を期待しつつ、法話を待つのですが
釈迦は何も語ろうとしませんでした。
しばらくして釈迦は
一輪の華を胸前にかざして、ゆっくりと拈りました。
その場に会した弟子たちの誰もが
その意味を理解できませんでしたが
唯一、摩訶迦葉だけは静かに微笑みました。

自らの得た法の核心がまさにその瞬間に摩訶迦葉に伝わったと
そのとき釈迦は、皆に告げたと言われています。
それゆえか、彼は後に釈迦の後継者となられたわけですが
以心伝心によって真理を伝えることができる、
という禅話でもあります。

老子が道徳経に於いて「道可道 非常道」と説いているように
真理の核心を言葉で伝えることは不可能なのです。
この伝承方法に似たものは、仏教のみならず
ヨーガ、丹道、古神道等にも多く見ることができます。
私も各地で数百回体験しましたが
エネルギーのやり取りを通して、静寂の内に
無言で伝承が行なわれるものです。

バジアン師が来日されたときに習った技法の多くは
３HOのマニュアルにはほとんど掲載されていませんが
仮にあったとしても、その場で練習することにこそ
真の意義があったものと思います。
なぜなら「場」が違うからです。
幸いにして師からはシャクティパッドといわれる特殊な訓練を
米国公使官邸において何度も受けることができました。
私自身、チャクラやクンダリーニの明確な体験を得られたのは
そのときが初めてでした。

一人で努力するのも大切な事だと思いますが、もっとも大事なのは
然るべき師の居られる前で練習することなのです。
仮に摩訶迦葉のような天才であったとしても
良師との邂逅の場数を踏まずに、本などを頼りに独習していたら
果たしてゴールに至れるかどうか、とても疑問です。
弟子を悟り体験に導くことこそ師の果たすべき役割なのですが
その手段のひとつがシャクティパッドであり
外見的には粘華微笑の世界なのです。

なぜなら奥義伝承は
言葉を越えた次元で行なわれるからです。

佐保田博士の「ヨーガの宗教理念」(P102) には
ラーマナ・マハーリシ師のダルシャンの様子が書かれています。
師が得意とした凝視によるダルシャンとは
どのようなものだったのでしょうか。
博士によれば
「彼は入門者の方へ燃えるような眼を向ける。すると、彼の両眼の輝きと力とが、その弟子の心を貫いて、その想念の連続を破壊してしまう。時として相手は、まるで強力な電流が流れ込んだように感じたこともあった。」とのことです。
この場合も当然シャクティパッドの力が働いているわけですが
これも沈黙の内に真理を伝える
一種の粘華微笑だといってよいでしょう。

ヘルマン・ヘッセ (1877-1962) の「シッダールタ」の最終章にも
強烈なシャクティパッドの様子が描かれています。
シッダールタとは釈迦の出家前の名前ですが
この作品では釈迦ではなく、ある青年にその名を与え
彼が悟りに達するまでの波乱万丈とも言える人生を描いています。
翻訳者の高橋先生が後書きに記しているように
「涅槃に入った仏陀の教えを説いたり、成道を讃美したりするのでなく、あくまでヘッセの宗教的体験の告白」です。(新潮文庫)

この本はヘッセ作品中、欧米でもっとも読まれているものですが
ヘッセ自身かなり真剣に取り組んだことがその言から伺えます。
『「そのとき、もちろん、初めてではなかったが、いつもよりもきびしく、自分の生活しなかったことを書くのは無意味だという経験をした。」と彼は表白している。彼はあらためて、禁欲、瑜伽の業にいそしんだ。』(P155)。

本書のクライマックスで、年老いたシッダールタは
若い頃の友、ゴーヴィンダに再会します。
幼い時から一緒だったゴーヴィンダは
遍歴の途中で仏陀の弟子になりますが
老年になっても悟りの手応えが得られませんでした。
年月を経て再会した二人は
互いに理解した事柄を語り合います。
そして最後にゴーヴィンダの望みを叶えるかのように
シッダールタは彼にシャクティパッドを施します。
このシーンはまさに圧巻です。
そしてヘッセは次のようにこの美しい物語を結びます。

「なんとも知れない涙が老いた顔に流れた。無常に深い愛と、無上につつましい尊敬の感情が心の中で火のように燃えた。身動きせずにすわっている人の前に、彼は深く地面まで頭を下げた。その人の微笑が彼に、彼が生涯のあいだにいつか愛したことのあるいっさいのものを、彼にとっていつか生涯のあいだに貴重で神聖であったいっさいのものを思い出させた。」(P159)

この作品は、物語の形式をとっていますが
技術的にもとても参考になります。
私も17歳から恐らく60回以上読み返していますが
読む度に感動を新たにし、またさまざまな発見があります。
座右の書として、これからも大事に読み続けてゆくことでしょう。

「ヴァスデーヴァが彼に教えることができた以上に、川が彼に教えた。彼は川からたえず学んだ。何よりも川から傾聴することを学んだ。静かな心で、開かれた待つ魂で、執着を持たず、願いを持たず、判断を持たず、意見を持たず聞き入ることを学んだ。」(「シッダールタ」新潮文庫P114)

第7章 チャクラの科学

1．クンダリーニ

クンダリーニは
肉体内では脊柱の底部に宿ると言われてきました。
それは生命の根源的なエネルギーであり
中国で言う「先天の気」と同一視されてきました。
クンダリーニはこれ迄とぐろを巻く蛇として表現されてきましたが
そのように象徴化するのは適切ではないと思います。
ヨーガ修行者の中には、蛇を霊視？する人もいるそうですが
このような幻影をみること自体
本来あるべき道から外れていると思います。
ヨーガを修行する上で
そのような宗教的先入観は好ましくありません。

ラーマナ・マハーリシ師も次のように語っています。
「クンダリニを蛇として表現するのは、たんに比較的鈍感な人の心を助けることにすぎません。さまざまなチャクラの表現の形態もまた架空のものです。」（「不滅の意識」P71）

クンダリーニは通常眠っているように思われがちですが
実際には人間の生命活動を支えるために
絶えず全身をめぐって活動しています。
しかし本来のパワーの一部しか使われていないために
そして制御することが出来ない為に、その重要性を鑑みて
ヨーガなどの特殊技術が開発されてきたのです。
この肉体を流れているクンダリーニ・エネルギーの他に
脊柱のある部位に、その大きな塊があります。

ヨーガの練習を通して、このエネルギーは強く刺激され
松果体の分泌を促しながら、頭頂まで上ってゆきます。
この力強いエネルギーは
人間の脳を確実に進化させ
同時に肉体のポテンシャルを最高度に高める事でしょう。
生体的な意識は全て基本的には化学的なものであり
脳の中の化学物質の分泌によって制御されています。

ヨーガのメソッドによって直接クンダリーニを刺激すると
これらの化学物質は活性化され
肉体のみならず意識に対しても大きな影響を与える事でしょう。
ヨーガの継続的な練習により
内呼吸を制御することができれば
自分本来の姿に目覚める過程で
心身ともに様々な変化が起こるはずです。

「ストレスとヨーガ・セラピー」（出帆出版　P223）によれば
クンダリーニ覚醒者の様子について次のように書かれています。

1．より広い領域にわたって脳が活動するので、予想外の難局にすばやく対処する能力を持つ
2．個を確立し、心も知性も成熟しているため、もはや一般の人々とは区別される
3．あるがままの生気を与えられた身体に、新しいエネルギーの流れが放出される
4．生命体験に限るだけでも、精妙でしかも形のない変化に満ちあふれ、めまぐるしく移る生命と自由に触れ合うことができる
5．伝達能力が際立って高まるので、明快に質朴に人と通じ合うことができる
6．非凡な集中力を備えているので、脳は全感覚器官の知覚衝撃をいつでも即座に受け取る
7．宇宙における豊かな生命を生きることができ、私たちが知る以上に大いなる自由に住んでいる

同書では続けて
「覚醒した人は、どんな活動の分野でも、他の人たちより傑出した風格を持つ、というのは事実だ。その人のすばらしい独創性や注目に値する実績からすると、その活動を賢明にたやすくなしとげていくための、豊かな生命エネルギーの源流が存在すると、私たちに思わせてしまう。」と述べています。
奇異なオカルト的体験を並べるのとは異なり
ずっと現実的な内容だと思います。

ところでクンダリーニが覚醒すれば
人格が一変し聖者の如く立ち振る舞う、かのような話は
あまり当たっていないと思います。
なぜならクンダリーニの覚醒とは単にエネルギーが高まり
それを制御できるようになったというだけの話だからです。
つまりクンダリーニの価値は
それをどう使うかにかかっているのです。

クンダリーニの覚醒には、いくつかの形態があります。
それについてスワミ・ヨーゲシヴァラナンダ師は
「魂の科学」（P150）で次の2つを挙げていますが
私もその通りだと思います。
１．生気の上昇
２．光輝状態の始まり
前者は生理的な反応が伴います。
これについては30年位前
修験者として山籠りし滝行に精を出していた頃
とても興味深い体験をしました。

この滝行ですが、実際にやってみるとかなり厳しい修行でした。
真冬に氷を割って滝壷に座ると
突き刺すような痛みと冷たさに体の感覚が無くなってきます。
足などつねっても麻痺して痛みも感じません。

それが心臓までゆくと死んでしまうそうです。
頭が真っ白になる直前
心臓のすぐ下まで麻痺した頃に
動かぬ足を叩きながら
体を引きずるようにして滝から這い出ます。
高尾山の蛇滝はじめいろんな所に出かけましたが
雪の日よりも凍りつくような夜が
一番辛かったのを覚えています。
山小屋に泊まり、仮眠を取りながら
夜の10時、12時、２時、４時と
深夜に４回ひとりで入滝しました。

古い霊場ほど過去に、真冬の滝行で
何人も死んだという話もあり気味も悪いのですが
確かにひとりで取組むには相当な覚悟が要ります。
丁度その頃、ヨーガもやっていたので
滝に入る前に先ず火の呼吸を３分くらいやりました。
そして滝に打たれて体が凍えたら、また火の呼吸
それで体温制御を図りながら
何度も滝行にチャレンジするわけです。

ある冬の朝
滝から出て体をタオルで拭こうとした時のこと。
普段なら歯も噛み合わないほど全身が凍えて
ガタガタ震えるのですが、そのときは全く違いました。
背中から炎が上るような感覚に襲われ
全身から物凄い湯気が出ました。
周囲が見えなくなるほどです。
鳥肌は全くありません。
その後、気温が低い時だけですが
同様の事が何度も続きました。

バジアン先生は昔ヒマラヤで修行していた頃
雪の中に座し火の呼吸をやっていたら
自分の周りだけ雪が溶けて積もらなかったそうですが
私も実体験としてそれに近い感覚をえることができました。
共に「生気の上昇」の凄まじさを語る例だと思います。

次の光輝状態の始まりですが
これはサハスラーラ・チャクラに顕著に現れます。
脳の中央に強烈な光輝が出現するわけですが
これはクンダリーニ・パワーの上昇に伴って起こります。
無と合一し融合する前段階として不可欠な体験です。
この2種類のクンダリーニ覚醒については
別の機会に、詳細に解説したいと思います。

ところで
脊柱の周りを交錯しながら取り巻いている2つのナーディは
イダ（月、陰のエネルギー）とピンガラ（太陽、陽のエネルギー）
と呼ばれています。
これらはスシュムナーと呼ばれる中心的なナーディに沿って
脊柱の底から螺旋状に二周半廻っているとされています。
この三経路はクンダリーニ・エネルギーの気道としての働きをし
全神経システムにさまざまな影響を及ぼしています。

ナーディは、およそ72,000あると言われていますが
このイダ、ピンガラ、スシュムナーは
代表的なナーディとして知られています。
私は、この三種類のナーディは
単なるルートの違いではないと考えています。
なぜなら、そこに流れるエネルギーの質が
異なっていると体感しているからです。
つまり質の違いというか種類によって
流れる経路が異なっているわけです。

リードビーター師も
「この蛇の火が根のチャクラの故郷から出て、これまでのべた三つのチャンネルを昇ってゆくとき、ピンガラを通る方はほぼ完全に男性的であり、イダーを通る方は女性的であるという点が重要なのである。中央のスシュムナーを通る大きな流れは、もとの陰陽の割合を変わらずに保つようである。」(「チャクラ」P49)
として、エネルギーの質の違いがあると報告しています。

ではこの質の違いですが
具体的にはどのようなものなのでしょうか。
これについてリードビーター師は次のように説明しています。
「第一段階ではそれはイダー、つまりこの力の女性的な相に作用を及ぼして修行者の情動や感情のコントロールを容易にする。第二段階ではピンガラ、つまり力の男性的な相が強化され、精神のコントロールを容易にする。最後の第三段階に於いて中心エネルギーであるスシュムナーが目覚め、それによって純粋な霊的作用を上から受ける道がひらけるのである。ヨーガ行者が彼の肉体から自在に離れ、高次の存在領域に入ってもなお明晰な記憶として脳に止めることができるのは、このスシュムナー気道を流れる力による。」(P47)

実に的を得た明快な解説だと思います。
私の体験から言ってもまったく異論はありません。
まさにその通りだと思います。
特に「純粋な霊的作用を上から受ける」という部分と
「彼の肉体から自在に離れ、高次の存在領域に入って」
は、「虚と空」の体験をベースとしたとても深い世界です。

ヨーガにおける気道の制御は
まさに、このスシュムナーがメインターゲットとなります。
これは「中空の竹」にも通じ、ヨーガからタントラに移行する
もっとも重要な役割を担うものなのです。

2．チャクラ

人間は複数のエネルギーに支配されています。
これらのエネルギーは絶えず動き、変化すると言われています。
それは人体の幾つかのポイントに集中し
それぞれ心身に異なった働きを及ぼしています。

これらのポイントは
ヨーガの科学では古くからチャクラと呼ばれ
様々な文献に登場してきました。
チャクラとは、サンスクリット語で「輪」を意味します。
リードビーター師は
著書の中でチャクラを「力の中枢」と表現していますが
まさに言い得て妙だと思います。

人間には心身と相互作用をもつ7つの主要なチャクラがあり
さらにひとつの大きなチャクラがその全てを包んでいるので
全部で8つのチャクラがあります。
これらのチャクラは通常、肉眼では見ることはできませんが
それは我々の意識と肉体に深く影響を及ぼしています。

チャクラと連動する各神経叢は
全身の器官・臓器とも密接に繋がっており
内分泌系と連携しながら
全身の諸活動を調節していく上で
とても大切な役割を果たしています。
このチャクラと呼ばれるエネルギーセンターを制御するために
ヨーガでは、実に2000種類以上もの豊富な技法を
用意しています。
それらは人生を豊かにするために
大変有益なものとなるに違いありません。

我々の人生の様々な局面でそのパワーを活用すべく
それぞれの役割とともに具体的な技法を知っておくことは
各自の夢と理想を実現する上でとても役立つことでしょう。

ところでクンダリーニは
このチャクラを経由して体全体を流れています。
主要なチャクラは
脊柱の根元から脳の中心へと通っている
スシュムナーと呼ばれるつまりナーディで結ばれています。
それぞれのチャクラは、個別に重要な役割を持っているので
ヨーガの技術によって、全てがバランスよく開発され
目的に従って制御できるようになるのが望ましいわけです。
ですから、特定のチャクラだけが
傑出して活性化しているというのは
ヨーガの科学からいうとあまり好ましいことではありません。

また各チャクラは
このような肉体的な活動に関わるだけでなく
他に３種類の異なった次元の質を持っています。
それは物理的に確認できるものではありません。
そこにヨーガの深遠さがあるといってもよいでしょう。
これについては別の機会にご説明したいと思います。

さてヨーガの練習を通して
チャクラの機能をバランスよく活性化させ
エネルギーを上部のチャクラへ正しく導くことができれば
自由と解放を伴う真の自己実現への道が開かれます。
クンダリーニが高まって、それぞれのチャクラの中を躍動するとき
それはあなたの潜在能力を開花させると共に
さまざまな可能性の扉を開くことでしょう。
つまり、肉体と精神に大きな変化が顕れます。

伝統的なチャクラの図形として描かれているものには
それぞれに梵字や動物などが書き込まれています。
本山博先生はその著書「密教ヨーガ」の中で
「リードビーターが、古来からインドに伝わる各チャクラの図は、全て実在しない単なるシンボルであるというのは、間違いだと思います。サッチャナンダのいうように、マントラやヤントラが実在する世界が必ずあると思われます」と述べていますが
私はこの点については
全面的にリードビーター師の意見を支持します。
なぜなら臨死体験現象などのケースに該当すると思うからです。

これについては
スワミ・ヨーゲシヴァラナンダ師も次のように書いています。
「行者によっては、タントラ経典の記述そのままに、このムーラーダーラ・チャクラの姿を霊視するかもしれません。私はけっしてそうしたタントラ経典の記述を否定するものではありませんが、しかし、私が実際に経験した事実から判断して、このムーラーダーラ・チャクラばかりでなく、他のチャクラも、そのすべてがタントラ経典で言われているような姿形をしているわけではないと思うのです。」(「魂の科学」P159)
人体には象も鹿もいません。
ですからもしもそういう幻影が見えるようならば
それはむしろ修行の妨げになると思います。

また、形状についてですが、自ら体感するところによれば
円盤型や漏斗型ではなくて、球形というのが適当だと思います。
ただこれはチャクラをどの次元で、どのような視点から捉えるか
にもよりますので、一概には言えません。

リードビーター師はサハスラーラ・チャクラについて
「完全な活動状態に至ると、すべてのチャクラの中でも最も輝き、形容する言葉もないほど色彩に溢れて、とても見ることができない

ほどすばらしい速さで振動する。（中略）もうひとつの特徴はチャクラの発達のしかたである。（中略）このサハスラーラ・チャクラの形は変わり、凹んだ部分が逆に突出してくる。」（「チャクラ」P28）と説明していますが全く同感です。

つまり師もチャクラの形状は一定ではないと述べているわけです。
後述致しますが、リードビーター師の素晴らしいところは
チャクラの働き、大きさ、そして形状の変化などについて
かなり正確に言及しているところです。
これは実際の体験なくしては語れないものですが
特にチャクラの躍動感ある振動の表現は、そのものズバリです。

３．気について

ひと口に「気」といっても内容は様々です。
以下の分類は中国的な発想ですが
ヨーガにおいても概ね同様の考え方をしています。
いずれ詳しく解説するつもりですが
ここではとりあえずこのように分類しておきましょう。

クンダリーニとは先天の気を言います。
この先天の気とは
母胎内で奇経八脈に流れていた気（元気）
そして生を受けた時に初めて得た気（真気）に分かれます。
もしもクンダリーニが全く働いていないとすれば
人間の生命活動は途絶えてしまいます。

つまりクンダリーニとは
生命を維持するための根源的な力を意味するのです。
それに対して後天の気とは
生後に外部から取り入れる気の総称だといえるでしょう。
それは呼吸、水、太陽光、食べ物等に
含まれる気に他なりません。
熱、光、電気、そして様々な元素などです。
それらが体内に取り込まれることによって
体の内側で化学反応が起こります。
それが新たなエネルギーを発生させたり
さまざまな代謝を促すことにも繋がるわけです。

クンダリーニＪＰでは
従来のヨーガの技術を補完する為に
中国の叡智とタントラを取り入れ、新たなメソッドを開発しました。

先天の気と後天の気を
そしてその奥にある広大なパワーの世界を自ら体験する為には
ヨーガだけでは充分ではなかったのです。

中国における「気」の理解

丹道	先天の気	元気	母胎内で奇経八脈に流れていた気 無感の気　クンダリーニ	
		真気	生を受けた時に初めて得た気 精気　クンダリーニ	
	後天の気	呼吸の気	天気　プラーナ気	吐納法（呼吸法）
		栄衛の気	地気・水穀の気　プラーナ気	食餌法 飲料水
		五臓・経絡の気	陽気 (経絡)十二正経・奇経八経・十五絡 五気	導引、房中術 築基法、易筋行他

ところで、気の修練には
養気、練気、行気、布気という4種類の技法があります。

養気は
文字通り気を養うことを指します。
これは養生医学的な発想で
食餌法や呼吸法などにより主として健康を意識したものです。

次の練気とは
気を練ることを意味します。
エクササイズ等によって特定の部位のエネルギーを高めるわけです。

そして行気ですが
これは練気によって強化増幅されたエネルギーを
自分の意志の力で誘導し体内で動かす技法です。

最後の布気は
体内ではなく体外でエネルギーを活動させる技法です。

各チャクラでの練気は
大別して三種類の異なった感覚があります。

チャクラでいえば
１～３番目、４番と５番、６番と７番の３グループに分かれます。
リードビーター師は
下位（１～２番）＝生理的
中位（３～５番）＝個性的
上位（６～７番）＝精神的
と分類していますが、これは性質からの分類です。

4．チャクラと生理学

チャクラを解説する際に
内分泌や神経叢との関連で説明する先生方をよく見受けます。
私も初学者に対してはその様な手段を採用していますが
それはチャクラの全てを正確に指し示すものではありません。
私はチャクラを大別して4種類の次元から考える様にしていますが
肉体レベルでのチャクラ概念はそのひとつに過ぎません。

実際にヨーガを練習していますと、いろいろな体験をします。
初級レベルでは、それらの多くは生理的な反応なので
それを説明する際に
前述の内分泌や神経叢との係わりを用いるのは
ヨーガ指導に際してとても便利です。
また、様々な技法を実践する際にも
ある部分必要不可欠な知識だといえるでしょう。
なぜなら内観にとても役立つからです。

例えば
松果体と視床下部等を交互に内観する技法を行なう時に
それらの位置関係を知っている人と、全く知らない人とでは
言うまでもなく内観に大きな差が生じます。
ただし、ヨーガ修行者は医学者である必要はありません。
ですからそれは、ヨーガを理解する為の手掛かりのひとつとして
概略だけ学んでおけばよいのです。
それよりも実際のトレーニングを通して
自ら体験することの方が何倍も大事です。
単に学術的理論を勉強することで
あたかもヨーガをマスターした様に錯覚する事のないよう
くれぐれも注意しましょう。

5．マズローの「欲求の5段階」とチャクラ理論

アブラハム・マズロー（1908―1970年、米国・心理学者）は
彼が唱えた欲求段階説の中で
人間の欲求は5段階のピラミッドのようになっており
底辺から始まって1段階目の欲求が満たされると
1段階上の欲求を志すと説きました。

マズローは欲求を分類し順序だてたのですが
その充足についての具体的メソッドを提示できませんでした。
人間は往々にして
欲求を実現できないが為に苦悩に苛まれます。
ですから欲求の構造についての知識を得ることだけでは
問題の解決にはなりません。
ヨーガに於いては、トレーニング上での順序はあっても
各チャクラへのアプローチはほぼ同時進行で行ないます。
なぜならば7つのセンターがバランスよく活性化された時に
生力が充実すると、考えるからです。
ただ、このマズローの5段階理論は
ヨーガのチャクラ理論と驚くほど符合しています。
そこでこの両者を並べて比較検討すると共に
その接点を探ってみたいと思います。

1．生存（生理的）欲求
（生きる上で最低限必要な衣食住等の根源的な欲求）
これはムラダーラ・チャクラのもつ生命力、自然治癒力に相当します。生き抜く力とでも言いましょうか、それなくして人間は健康で長生きすることは出来ないでしょう。

2．安全・保存の欲求
（安全な環境と安定、保存を求める欲求）
これはスヴァジスターナ・チャクラのもつ性力、情緒、そしてマニ

ュピューラ・チャクラのもつ精力、意志の力に相当します。保存の欲求は生殖力に繋がり、安全と安定はまさしくマニュピューラ・チャクラの働きそのものだといえましょう。

3．帰属と愛の欲求

(他人に理解され、受け入れられたいと願う欲求。愛し愛されることを求める。集団或いは誰かに帰属することを求める。)
アナハタ・チャクラは愛、免疫力、清らかさ、浄化を司っていますし、ヴィシュダー・チャクラはコミュニケーション、協調、表現力に強い影響を持っています。これらは単なる自己の生存や安全、遺伝子の保存という個の意識に支配されるものではなく、相対的な意味合いを持っている点で、最初の２段階とは異なっています。

4．自我（評価・承認）の欲求

(評価と尊敬を求める認知欲求。自尊心を満たすことを望む。他者からの注目、評価を求める。)
アジュナー・チャクラは直感、知恵、第六感を司るといわれています。またこのチャクラは脳力の発現を制御する上で重要な役割を担っています。そして自己の存在感を強くアピールする力を持っているため、マズローの言うところの評価と尊敬を求める認知欲求を実現する大きな力となるでしょう。

5．自己実現の欲求

(能力、可能性を発揮し、創造的活動や自己の成長を願う欲求。自由、個性、楽しみを求める　充実感と心の豊かさを求める)
サハスラーラ・チャクラは潜在脳力の覚醒と脳力の向上に深く関わっています。それはまさに自己実現そのものだといっていいでしょう。ここでいう自己とは人間の本性、つまり禅でいうところの「汝本来の面目」を意味します。自ら認知できる「自分」は、実は全体のほんの一部分に過ぎないのです。サハスラーラ・チャクラが覚醒することによって、あなたは本当の自分自身に目覚めることでしょう。それこそが真の自己実現なのです。

６．ムラダーラ・チャクラ

このチャクラは
生存力というか心身の根源的なパワーに深く関係しています。
この１番目のチャクラがバランスを崩すと
肉体的な抵抗力が弱まるとともに
恐怖、不安感などの心理状態が顕著になります。
逆に、調和とバランスが取れていれば
このチャクラはあなたに心身の強さと共に
人生をサバイバルする活力と自信をもたらすでしょう。

ムラダーラ・チャクラは会陰部に位置し
下腹神経叢下部に連携しています。
このチャクラは脊髄の中枢そして
自律神経系の最も下にあり、その適切な刺激は
体温を高め、全身をエネルギッシュにします。

ヨーガの考え方によれば、脳は脊髄と延髄を経由して
このムラダーラ・チャクラから強い刺激を受け取っています。
このチャクラを活性化させ、性的エネルギーを強化すると
脳のいくつかの領域を活気づけることができます。
古代の聖者たちはまさにこの方法で脳を活性化し
卓越した意識と能力を身につけたのでしょう。
ヨーガの精密なる技法によって潜在能力に目覚め
自らの夢や理想を実現し
充実した人生を送るチャンスを掴んでください。

ヨーガ・メソッドのスタートは
このムラダーラの活性化にはじまると言ってもいいでしょう。
この部分の強化なくして、脳力開発技法もまた
充分な効果を得ることは出来ないのです。

クンダリーニ·ヨーガなどの密教ヨーガの理論では
生命力の根源たるクンダリーニを刺激し
その力強いパワーによって
人体の下部に位置するチャクラから
上に向かって順に活性化させますが
その最初のチャクラがこのムラダーラ・チャクラなのです。

多くのヨーガの書物は
クンダリーニがムラダーラに眠っていると述べています。
確かに尾てい骨周辺に位置しているし
ムラダーラを活性化させることで、同時に
クンダリーニにも刺激が加えられるのは間違いありませんが
ムラダーラ・チャクラとクンダリーニは
その性質からはっきりと分けて考えるべきだと思います。

ところで、肛門から会陰にかけて内観しながら
ムラダーラに反応を起こさせる特定のポーズで
火の呼吸を行いますと
尾てい骨から肛門の周辺にかけて
かなりの熱を帯びてくるようになります。
この熱感が得られれば
まず最初のハードルを越えたと言っていいでしょう。
でもそれだけで満足していたのでは
ヨーガ本来の効果は得られません。
このエクササイズを行った後で一度ムルバンドゥをしますが
その時が、このエクササイズの効果を
担持させる事が出来るかどうかの重要なポイントなのです。

通常、ムルバンドゥといえば、息を吐きながら
肛門、性器、臍の3ヵ所を
ほぼ同時に背骨に沿って引き上げますが
それは初心者用の基本的な練習方法です。

実際に練習が進んできますと
ボディロックつまりバンドゥは
かなり複雑な方法に分岐されます。
なぜならエネルギーと体液の制御という観点から
各チャクラ間のエネルギーの移動を
正確に行なわなければならないからです。

具体的にいうと
ムラダーラ・チャクラに対するエクササイズの直後には
そこで造り出したエネルギーをスヴァディシュターナに向かって
段階的に誘導しながら移させなければなりません。
そのため、膀胱を目標として、そこにきちんと熱塊を運ぶ為に
まず肛門を水平に強く引き締め、続けて奥へ引き込み
さらに性器を軽く内側に引き込むことになります。
この時には、臍は引き締めません。
なぜならムラダーラのエネルギーが
スヴァディシュターナを通り越して
マニプーラ・チャクラまで流れてしまうからです。

もしも臍を引き込んでしまいますと
次に行なうスヴァディシュターナへのエクササイズによって
エネルギーを増幅させようという
当初の目的が果たせなくなります。
ですから、ここでのバンドゥは
その目標を膀胱に置く必要があり
それ故、臍などの腹部を操作してはならないのです。

このように正確にバンドゥがなされると
膀胱はとても強い熱を帯びてきます。
その状態で、スヴァディシュターナへの
エクササイズを行なうことによって
雪ダルマ式に、エネルギーを増幅させるわけです。

ヨーガにおけるボディロックつまりバンドゥの目的は
あくまでもクンダリーニとチャクラの理論に基づくものであり
この様な精密な技術によって達成されるものなのです。
ヨーガ技法によって引き起こされる生理的な反応は
常に明確な体感を伴うものであり
トレーニングの進捗を計る目安のひとつとなります。

ところでリードビーター師は
「瞑想を終わるときには、同じ道を通ってクンダリーニをムーラダーラ（根のチャクラ）へと戻す。」（P147）と言っています。
これはクンダリーニが完全に覚醒していないときでも
同様だと思います。
なぜなら白隠禅師の禅病の例があるからです。

白隠禅師の禅病についてはかなり有名ですが
禅も古くから禅病、魔禅という言葉で
偏差について警告を発してきました。
真面目に坐禅をやるほどおかしくなるというのでは本末転倒。
何の為にやっているのかわかりません。
勿論皆が皆おかしくなるわけではないのですが
本来ならばもっと技術的に
安全性が確立されて然るべきでしょう。
気功やヨーガについても同じ事です。
そこでまず白隠禅師の禅病について考察したいと思います。

白隠禅師は26歳のとき、坐禅に励んだ事で禅病となりました。
その後京都白川村の山中で白幽子という仙人に会い
「軟酥《なんそ》の法」という独特な瞑想法を学び、禅病が回復した旨を
「夜船閑話」に記しています。
ここで注目したいのは、当時
我が国の禅の体系に禅病の治療法がなかった事です。

さてこの軟酥の法ですが
極めて似かよった技術がチベット密教の中にあります。
「吉祥秘密集会成就法清浄瑜伽次第」という経典の
49法の48番目「身体を壮健にさせる真実」の条です。

この後期密教経典の成立は8世紀なので
チベットから中国に渡り、道家に取り入れられたとしても
なんら不思議はありません。
17世紀の白隠は時代的にも充分学べたわけです。
中国の養生医学は当時既に相当高いレベルにあったので
必ずしもこのチベット的技術がルーツだと
断定する事は出来ませんが。

ヨーガに於いても本来は、個人の体質を分析し
その結果に応じて
メニューの構成と最後の締めくくり方を決めるのが
正しい方法だと思います。
従ってリードビーター師のいうように
エネルギーを頭に留めずに、ムラダーラへ誘導するのが
必ずしも全ての場合に適切だとは限りませんが
個々に判断するのが、指導環境上なかなか困難な為
クンダリーニＪＰでは
脳へのメディテーションやクリヤなどが終わったら
必ずヒーリングメディテーションなどの技法を短時間行います。
そして血液を腹部から丹田にかけて集中させ
同時にクンダリーニのエネルギーを降ろします。
つまり上下に特定するのではなく
ニュートラルな位置に収めることで
最大公約数的なフィニッシュを選択しているわけです。

7．スヴァディシュターナ・チャクラ

このチャクラは性力と共に精神的創造性を制御しています。
このチャクラがバランスを崩すと、性に対する狂執
あるいは性的能力に対する自信の喪失に陥ります。
逆にバランスが取れれば
創造的となり、そして心身ともに元気になり
充実した豊かな性生活が送れるようになるでしょう。
この場合、バランスというのがひとつの鍵となりますが
バランスが崩れるとか、バランスが取れるとかいうのは
どのような状態なのでしょうか。
それには制御という言葉の意味を知ることから
始めなければなりません。

よく「チャクラを開く」といいますが
単に活性化させれば全てよしというわけではありません。
チャクラの働きが弱いときには
積極的に働きかけて活性化させることで
他のチャクラとの関係に於いて
バランスの良い状態を作ることが出来ます。
しかし、もし過度に活性化してしまった時は
抑制することでバランスをとることになります。
増進と抑制、つまり
アクセルとブレーキの両方をしっかりと持つことが
バランスをとる上で不可欠なのです。
ですから、バランスをとるといっても
実際には簡単なことではないのです。
なぜならアクセルにもブレーキにも共に
然るべき技法が必要になるからです。
もっとも技術的には
アクセルよりもブレーキを持つことの方が難しいのですが。

さて、スヴァディシュターナ・チャクラですが
これは下腹神経叢上部に連携し
膀胱、直腸、前立腺、精嚢、子宮、膣等と関係しています。
このチャクラをトレーニングしていると
異性との出会いが急に多くなることがあります。
それは多分に内分泌系の作用によるものと考えられますが
よくよく注意しないと面倒なことになりかねません。

変な話ですが、つまりヨーガによって
セクシャルパワーが強化されると
相手が簡単に別れてくれなくなるのです。
ですからよくよく考えて異性と付き合わないと
結果的に相手を傷つけることになるので要注意。
性力が強くなればなるほど、愛とは何かについて
思慮することになるでしょう。
ここでヨーガとセックスとの関連について考察してみましょう。

「ヨーガ・スートラ」では
ヨーガの8段階の最初にヤマという倫理律の一項を設け
そこでさらに5種類の戒律的倫理観を述べています。
例えばブラマチャリヤという性行為の抑制に触れていますが
これは多分に宗教的な要請が背景にあるような気がします。

現代でもカトリックや一部の仏教等のように
戒律によって独身や禁欲をルールとする宗教がありますが
その意味合いに近いのではないかと思います。
実際のところ、ヨーガにも仙道にも
大変高度な性的修行方法が確立され
かなり正確な姿で現代にも伝わっているくらいですから
一方的に"ヨーガ＝禁欲"
と決め付けるのは適当ではないと思います。

ヨーガの性的修行法は
俗にレッド・タントリック・ヨーガと呼ばれ
また仙道にも房中術として同様の技法が伝えられています。
レッド・タントリックの技法は
原理的にも中国の房中術に酷似しており
大別して、いわゆる単修法（採取法）と双修法（循環法）
に分かれます。

これはチベット密教が元朝の国教として採用された事にも
関係していると思われます。
前者は相手となる異性の陽気を採取するだけなので
相手は体力（気）を奪われ
そのまま続けると病気になる危険があります。
ただ相手が自分よりも数段レベルが高い場合は
採取させる量を相手側で制御できるので
そのような事態には陥らないですみます。

次に、循環法とは
採取した相手のエネルギーを自らの体内で増幅し
その後再び相手に戻し、それを繰り返します。
つまり文字通り循環させるわけです。
これらは共に
自らのエネルギーを高める事が目的となるので
その行法に付随して
食餌法、薬法、エクササイズ等を行うことになります。

特定の宗教に属さないレッド・タントリックの技法であれば
実に即効的で便利なものだといえますが
一旦、宗教に組み込まれてしまうと
突如としてややっこしくなります。
それは従来の教義との整合性をもたせるために
多くの余分な宗教的作業が附加される為です。

実際に効果のみを期待するならば
その様な余分な事柄は特に必要ありません。
もともと単なる技術に過ぎないのですから。
そもそもレッド・タントリック・ヨーガのような性的ヨーガは
尾てい骨から会陰部にかけて潜んでいるシャクティを
特殊な性的身体技法を用いて刺激し
その力を体内操作により上方へ誘導することによって
各チャクラと主要なナーディ（気道）を活性化させながら
サハスラーラ・チャクラまで上昇させることを目指すものです。
ですから密教系ヨーガの目的と大差ないといえます。

レッド・タントリック・ヨーガを実践する場合
まず異性から気を採取しますが
これは少し練習すれば比較的容易なことです。
採取を繰り返す度に
自らの膀胱がもの凄い熱エネルギーで満たされてゆくのが
体感として、はっきりと自覚できるはずです。

しかし、膀胱周辺で受け止めたエネルギーを
スシュムナーに沿って頭部に誘導するには
特殊な技術が必要になります。
ですからレッド・タントリック・ヨーガを選択したとしても
体内におけるエネルギー制御法を
ひとりで練習しなければなりません。

ところで、単修法と双修法では、制御方法は異なります。
しかし単修法ができなければ、双修法もできませんので
練気と行気の技術は、共に不可欠です。
また、双修法の場合には一部布気も用います。
これは単に技術的な必要性ですが
この場合信仰などは全く不要です。

シャクティを動かす為に
宗教色のある性的ヨーガを行なうのは
通常のヨーガ単独による場合よりも
実践上より困難な道を選択したことになるでしょう。

もしも火の呼吸メソッドとの併用を希望されるのならば
チベットの性瑜伽（レッド・タントリック・ヨーガ）よりも
むしろ中国の房中術の方がシンプルで
より大きな効果が期待できると思います。

クンダリーニＪＰでは
性力・精力増強プログラムという講座を設け
ムラダーラからマニプーラまでを集中的に鍛えると共に
宗教性を廃したレッド・タントリックの技術を解説しています。

スヴァディシュターナの技法の後で行なうボディロック
つまりバンドゥは、丹田を目標にして肛門と性器を引き込み
さらに臍を水平に引き締めます。
この場合は、臍を背骨に沿って引き上げるような
腹部がえぐれるやり方ではありません。
そしてマニプーラ・チャクラに運んでから
次のエクササイズを行なうわけです。

８．マニプーラ・チャクラ

このチャクラは、体力と消化力をコントロールし
アイデンティティーの確立と
判断力を高める役割を担っています。
このチャクラのバランスが崩れた状態になると
エゴが強くなり、病気に対する抵抗力も弱くなります。
逆にこのチャクラが活性化すれば
心身の健康を良好に保つ力が持てます。
そして信念の強さが芽生え
気力と勇気が湧き上がることでしょう。

このチャクラは、腹部の各臓器と共に
太陽神経叢とも密接に繋がっています。
また、消化・吸収作用、排泄作用等に直接関与し
その機能を調整します。
つまり生命活動そのものに
大変重要な役割を果たしているのです。

このチャクラは位置的に
横隔膜とも深い関わりがあるので
火の呼吸を実践した時に必然的に鍛えられるチャクラ
という事になるでしょう。
ともかく太陽神経叢は脳に次いで
たくさんの神経が集中しているところですから
このチャクラの活性化は身体全体に影響を及ぼします。

また横隔膜は脊椎で
大腸筋や他のインナーマッスルにも連結しているので
この部分をしっかり鍛えておくと
スポーツや武道にとても役立つことになります。

インナーマッスルの連動性を鍛える際には
単に通常のセットメニューをやり込んでゆくのではなく
それをターゲットとして特別に練習した方がよいと思います。
それはヨーガを行う際に最も重要な
５つのムスビのひとつだからです。
クンダリーニＪＰの瑜伽之練体講座では
横隔膜と脊椎の接点から
上下にインナーマッスルをムスんでゆく練習をします。
ただ汗を流しながら、ポーズを作って頑張っているようでは
ヨーガ本来の素晴らしさを味わうことは出来ないでしょう。
なぜなら全ては、５つのムスビを前提とした
内観の繊細さから引き出されるものだからです。

たとえばヒーリングメディテーションを行うと
腹部がとても暖かくなります。
これは意念の使い方と呼吸法によって
血液が腹部にたくさん集まってくるので
当然といえば当然のことなのですが
事前に火の呼吸を用いたセットをやっておくと
短時間に良い状態を作ることが出来ます。

ヨーガでは人間に流れるエネルギーとして
熱・電気・光をあげています。
ヒーリングメディテーションは
この熱エネルギーを制御する技法なのですが
簡単にできる方とそうでない方に、２極化しています。
腹部になかなか熱塊ができないことで焦ってしまい
体が緊張してしまうと
余計に反応が鈍くなってしまいます。
これは緊張感から交感神経が優位になりすぎて
血管が収縮してしまう為だと思われます。

ところで人間が死亡しますと、体が冷たくなります。
これは心臓の機能が停止してしまうために
酸素やグリコーゲンなどの
熱を生み出すために必要なマテリアルを
血液が運べなくなる為です。

つまり全身の細胞に於いて内呼吸が阻害される為に
熱を発生させることができなくなるのです。
ですからヒーリングメディテーションでも
緊張を和らげて血流を良くしておくことが
腹部の内呼吸を加速させて熱塊を早く作るコツなのです。

また別の視点から
熱が血液によって運ばれるということも考慮すべきです。
人間の体は70%近くが水分でできているそうです。
水分の熱伝導度は、脂質の約４倍で
又蛋白質や炭水化物よりも高いわけですが
血液が熱を帯びて体内を循環することを考えれば
血液が熱を運んでいるといっても
さほど間違いではないでしょう。

ですから
ヒーリングメディテーションで短時間に熱塊を作るには
腹部に血液を集め
内呼吸を促進させるようにした方がよいのです。
そのためには、眉をひそめてリキみながら集中するよりも
ゆったりとした気持ちで
腹部の血管の脈動を感じるように内観すべきです。
それを可能な限り繊細に
あたかも毛細血管の動きを感じ取るかのように受け止めれば
熱塊の収縮と拡大も容易に出来るはずです。

そして少し練習を続ければ
骨髄の中にお湯を通すような感覚で
体内のいずれのポイントにも
熱を移動させることができるようになるでしょう。

この一連のテクニックに充分慣れてきましたら
次の段階として、下部の３つのチャクラを対象に
腹部の熱塊を、特殊な方法で
上下に繰り返し移動させる練習をします。
これは三結節などと言われるハードルのひとつをクリアし
エネルギー制御を円滑にするのに役立ちます。
細かな方法は、説明が煩雑なのでここでは書きませんが
技術的には、それ程難しいものではありません。

このチャクラのエクササイズの最後に行なうバンドゥは
胸の中心を目標として
肛門、性器、臍の全てを背骨に沿って引き上げます。
これは私達が、初心者向けに
ムルバンドゥという名称で指導している方法です。

このマニプーラ・チャクラは
エクササイズによる反応が比較的判り易いチャクラです。
パワーが湧き上がってくるとイメージしなくとも
はっきりと判るはずです。
クンダリーニＪＰでは強靭マインド講座として
「不動心～揺るぎない心」をテーマにしていますが
これはこのチャクラを鍛える特別なレクチュアです。

9．アナハタ・チャクラ

このチャクラは、胸腔内の心臓神経叢付近に位置します。
この神経叢は心臓、肺、気管・気管支だけでなく
食道、大動脈をはじめ他の胸腔内の臓器にも
密接に繋がっています。
また内分泌的には免疫を司る胸腺とも関係しています。

このチャクラは
チャクラ群の上下バランスにも深く関与しており
エネルギー操作上でも、重要な役割をもっています。
愛情を司るセンターと言われるこのアナハタ・チャクラですが
逆にバランスが崩れると
感情に流されて情緒的な行動に終始してしまいます。

エクササイズやメディテーションなどによって
このチャクラが、バランスよく刺激されますと
何ともいえない穏やかで暖かな気分になってくるでしょう。
それは外から与えられたものではありません。
老子は自然無為を説き
信仰や戒律などの作為の介入を好みませんでしたが
このチャクラのもたらす穏やかさと温もりは
まさに自分の奥深いところから自然に沸き起こってくるものです。
誰かに言われてとか、何かに従って等のお仕着せではない
自分自身の本性から来るものなのです。

ところで「恋愛」というとき、恋と愛の二文字を使いますが
漢字以外でこのふたつの語がべつべつに存在するのは
世界中見渡してもほとんどないそうです。
確かに英語でも恋と愛は共にLOVEの一言です。
文字が別々だということは
それだけ思いに広がりと深さがあるということです。

漢字に限らず、日本語には「わび」「さび」のように
簡単には説明できないような
状況（感情）表現が少なくありません。
ですから本来は
それだけ繊細で奥行きのある心を持っている民族なのでしょう。
以前恋と愛の違いは何かと聞かれたときに私は
「愛は共有できるが、恋は共有できない」と答えました。
もっともそう言ったそばから
「共有できる愛」とはどのようなものか
考え込んでしまったのですが。

リードビーター師は
「第四の中枢が目覚めるようになれば、人間には他のアストラル的存在が発する波動を感知し、共鳴する能力が備わってくる。したがって彼は本能的に、他の存在の感情をいくらか理解できるようになるのである。」（「チャクラ」P93）
「心臓にある第四のチャクラが刺激されると、人は、本能的に他人の喜びや悲しみを感じ取るようになる。時には、他人に共鳴することによって、彼らの肉体的な苦痛まで自分自身の中に感じてしまうようにさえなる。」（P99）
と言っています。

これは共鳴することによって
同じものを見たときに、同じ感動を受けたり
同じ悲しみを味わったりという事なのでしょう。
そしてそれを繰り返すことによって
徐々に「共有」へと結びついてゆくのではないでしょうか。

このアナハタ・チャクラは
体感することが難しいもののひとつです。
脳の体性感覚野が、胸部に広く割当てられていない事も
原因のひとつだと思いますが、それだけではありません。

ヨーガを実践するときの体感として
エネルギーの質が、下部のチャクラとは違う感覚に
支配されているからだと思われます。
たしかに下層の３つのチャクラと比べますと
あのような強烈な感覚はありません。
では実際にどのような感触があるかというと
電気的な質の渦巻きが急流の様に激しく躍動しています。
下層のチャクラの熱感とは対照的ですが
この４番と５番のチャクラについては
明らかに感覚的な違いがあるのです。

かつてアナハタへのメディテーションをしていた時のことです。
両手でギヤンムドラーを組み
胸前から10センチ程度離した所で
右を上にして掌を向かい合わせました。
丁度アナハタを両掌の間に置くような位置関係にします。
そこでマントラを伴った内観をしたのですが
突然バチバチっという音と共に放電が起きました。
両手の掌を火傷しましたが
かなりのパワーで驚いたことがあります。

５番目のセンターを内観した時はそれ程ではありませんが
それでも髭がものすごく電気を帯びてビリビリと痛いほどでした。
しばらく経ってからリードビーター師の著書を読んだところ
次の様な記述がありました。
「聖なる存在は、その根源からさまざまな形のエネルギーを送っている。」（P37）として
「電気」
「蛇の火（サーペント・ファイア）」
「生気」
「活力」
を例示しています。

チャクラに流れる主要な力は
「活力・クンダリーニ・生気」との事ですが
この生気のひとつの現れとして
電気に類似したものがあるそうです。
また同師によれば
「われわれが生気とよんでいるこの新しい力は、外部から原子に到達するのではなく、原子の内部から発生してくるものである。」
とのことです。

ところで
１～３番のチャクラは
どちらかといえば体内に体感できるものですが
４～５番は
球形の半分つまり半球ずつが体内と体外に分かれます。
４番で言えば、胸の中心の内側と外側に半球ずつがあり
それが合わさってひとつの球体を形作ります。
これは私と一緒にメディテーションされた方々の多くが
はっきりと体感されているはずです。

このレベルになりますと単なる医学的な解釈では
チャクラを説明することはできません。
なぜなら前述の４つの次元に係わってくるからです。
ですから運動生理学などに拘ってヨーガを考察しているうちは
そこから先へ進むことはできないでしょう。

ところでリードビーター師もまた
肉体について４つの次元で説明しています。
・生理的（Physical）
・エーテル的（Etheric）
・アストラル的（Astral）
・心霊的（Mental）

私は師の説明する各分類の名称や定義付けには
多少の異論がありますが、概観的には
4分類することに賛同する立場です。
本書で紹介している熱感などのチャクラの感覚は
そのほとんどが生理的な次元でのものです。

本書は、「ヨーガの極意」と題してはいるものの
内容的には、初級〜中級者を念頭に置いていますので
他の三つの次元に関しては深く触れません。
ですから詳細については、別の機会に譲りたいと思います。

ところで、ヨーガや仙道では
エネルギーを流す際に3つの難所があると説いています。
それは俗に三結節（グランティ）とか三関と呼ばれるものです。

仙道では概ね次の3ヵ所を三関と言います。
・尾閭（脊椎の最下部）
・夾脊（脊椎の中部）
・玉枕（後頭部の下方）
この3関は、ヨーガでは
ムラダーラ、アナハタ、ヴイシュッダの
各チャクラ周辺に位置するわけですが、それらが
バンダをかける部位に対応しているのは偶然ではありません。
つまりバンダには関を通す効果も期待されているわけです。

ところでヨーガではこれについて諸説あります。
佐保田博士の著書によりますと（「ヨーガ根本経典」P215）
ヨーガの三結節の位置として数種類あげています。
・尾てい骨、心臓、眉間
・尾てい骨、臍、喉
・胸部、喉、眉間

この三結節は、それぞれ
ブラハマ結節、ヴィシュヌ結節、ルドラ結節
と呼ばれているとのことです。

さらに人間の意識活動の３つの段階を示しているとの事で
・１～３番をブラハマン神の領域
・４～５番がヴィシュヌ神の領域
・６～７番がルドラ神の領域
と分類されています。(「ヨーガ根本経典」P215)

リードビーター師によれば
三結節はムラダーラ、アナハタ、アジニァーの３ヶ所に位置し
それぞれブラフマー結節、ヴィシュヌ結節、シヴァ結節
と呼ばれています。
「この三つのチャクラには特別な結節があり、クンダリーニの力はこの結節を突き破って上昇してゆくのである。(中略) クンダリーニの力がこれらのチャクラを貫通するときには、ある形で特殊な状態の変化が起こる (後略)」(「チャクラ」P138)

そもそも人によって結節の位置が異なるとは考えにくいので
その相違は恐らく技術的なものに起因すると思われます。
つまりどのような技法を用いるかによって
各チャクラ間を通す際に得手不得手が生じるわけです。
そう考えれば、結節の位置が異なるのは当然だと思います。

ヨーガでは、各関門を通過させる為に
特殊な体内操作を行なうわけですが
技術的にはそれ程難しいものではありません。
この件については、リードビーター師の結論とほぼ同じです。

昔バジアン師に
背後からシャクティパッド (Shakti Pad) を受けたことがあります。

その時先生は、尾てい骨から頭部までの間で
特にこの3ヶ所に時間をかけていたように記憶しています。
この場合のシャクティパッドとは、手を触れることなく
相手のチャクラやクンダリーニを活性化させる技法です。

ヨーガを個人的に実践することは
勿論修練の基本には違いありませんが
本当に完成させようとするならば
シャクティパッドは不可欠だといっていいでしょう。
"グルなくしてヨーガの完成はない"といわれるくらいですから。

さて、マニプーラからアナハタにエネルギーを通す場合は
通常のムルバンドゥで構いませんが
次のアナハタからヴイシュッダに移動させる時は
喉を目標として意識すると共に
ムルバンドゥの完成形で突き出た肋骨の最下部だけを
さらに内側に引き締めるようにします。
そうすれば比較的容易に喉のセンターに誘導できるでしょう。

クンダリーニＪＰでは
このアナハタ・チャクラを活性化させるために
特別なハートチャクラ活性化プログラムを用意しています。
この講座では、人それぞれ、またその時々によって
レクチュアーの内容は異なります。
なぜなら各人の状態が同一ではないからです。
このレベルになりますと
マニュアルに沿った画一的なメニューでは
充分な対応はできません。

10. ヴイシュッダ・チャクラ

このチャクラは、喉に位置し
口、唾液腺、甲状腺と結びついており
人間生活におけるコミュニケーションを司っています。
印象的で力のある言葉は
活性化したこのチャクラから生み出されますが
バランスの不均衡があれば
説得力のない弱々しい言葉となって表れます。

人間はひとりでは生きられません。
ですからコミュニケーション能力を高めることは
生きてゆく上でとても大事なのです。
コミュニケーションは言葉によるものだけでなく
表情、行為、芸術等むしろ人間の活動の全てが
表現手段だといっていいでしょう。

そこで次の3つの「はこび」が重要になります。
それは、「体のはこび」「言葉のはこび」「心のはこび」です。
これらは本来相互に関係しあっているため
個別に独立したものではありません。

さて、このヴイシュッダ・チャクラの部位も、昔から
エネルギーを通す際の難関のひとつにあげられていますが
頭を前に屈め顎を鎖骨に近づけるジャランダラ・バンダでは
クンダリーニのエネルギーを頭部へと導くのは
まず不可能だといえます。
そういうとハタ・ヨーガ系の方に怒られそうですが
ハタ・ヨーガ・プラディーピガーの(3-71)でも
次のように説明しています。
「このバンダは多くの気道の群のなかを上から流れくだる甘露をせきとめる故にこの名を得た。」(「ヨーガ根本経典」P238)

つまりこのジャランダラ・バンダは
上からの流れをせき止めるのが目的の技法であり
エネルギーを引き上げる為のものではないのです。

火の呼吸メソッドでは
バンダという伝統的な言い回しを使わずに
バンドゥという語を使用していますが
これは各技法の目的と方法が
ハタ・ヨーガの場合と異なるのを明示するためです。
同じ語句を使用しますと
よく説明も聞かずに早合点する方もいるでしょうし
ヨーガについて詳しいほど誤解を招くことになります。

ところで
シャクティを動かす時には、まず脳から尾てい骨に向けて
ある種のエネルギーを降ろさなければなりません。
そして尾てい骨周辺のクンダリーニ・シャクティは
その力に誘発されるかのように上に向かうわけですが
降ろす時も上げる時も共に
この首のところの通過がポイントとなります。

例えば降ろす時ですが
頭部からそれこそミリ単位でグッグッグッと降ろしてゆきます。
その時首を曲げていますとエネルギーの流れがつかえてしまい
円滑に降ろすことが出来ません。
そこで首を水平に保ったままで微かに後ろへスライドさせて
丁度よい位置関係を探りながら
エネルギーを誘導することになります。

その位置関係は、上げる時も全く同様なので
瞬時にセットアップできるように練習しておく必要があります。

仙道では
玉沈から大椎にかけて関があるという人もいますが
概ねその通りだと思います。
ここの通りがよくなりますと、ムルバンドゥをしただけでも
頭蓋骨の裏にトーンと突き当たる感触が判ることでしょう。
ですからこのポイントはトレーニング上の重要な鍵なのです。

さて、ヴイシュッダ・チャクラのエクササイズの最後に
アジニァーを目標として、このようなロックを行ないますと
眉間の奥にかなりの負荷を感じるはずです。
それが確認できたら
次のアジニァー・チャクラを活性化させる技法へと進みます。

ところでこのヴイシュッダ・チャクラは
マントラを用いる際にとても重要な役割を果たします。
マントラとは、昔から
祈りや瞑想に際して唱える聖なる言葉として知られています。
「初めにみ言葉があった。み言葉は神と共にあった。み言葉は神であった。み言葉は初めに神と共にあった。すべてのものは、み言葉によってできた。」（フランシスコ会聖書研究所刊）
「ヨハネによる福音書」はこのようにはじまります。

インドのマントラ、日本の言霊のように、キリスト教に於いても
「言葉」が如何に重要な位置付けなのかがよくわかります。
聖書の編纂についてはいろいろな経緯がありますが
旧約聖書に於いても
「神は言われた。『光あれ。』こうして、光があった。」
というように、神と言葉との深い関係が表現されています。

ヨーガに於いてもメディテーションなどの際に
様々なマントラが使われますが、それはマントラの持つ響きに
神秘的な効力を期待しているのでしょう。
いずれにしても、言葉になんらかの創造力があるという考え方は
古代より世界各地にあります。
それは言葉を発することが、何かの力を誘発する
という意味に於いて共通しています。

ヨーガでマントラを詠唱する際には
チャクラやクンダリーニに如何に響かせるかが問題となります。
マントラは、外に発声するのではなく
声帯の振動を骨格や体液などに伝え
舌を活用しながら脳に響かせたり
或いは肉体の各チャクラへ響かせるわけです。

たとえば
密教の真言や陀羅尼《だらに》にしばしば登場する
唵《おん》という文字は、インドで古来より
聖なる音として尊重されてきたオーム（AUM）の音写です。
バジアン師は、これをオング（ONG）と表記し
ほとんど口を閉じた状態で
身体の深部を振動させるように発しなさいと言われました。
閉口して舌の先端を上顎に当て
体液又は、骨伝導的に声帯からの振動を伝えるわけですが
正確にアジニァー・チャクラに響かせる為には
その当て方にちょっとしたコツがあります。
もっともいろいろ試してみれば、とくに指導を受けずとも
丁度よい位置と強さがわかることでしょう。
結論としては、脳や肉体の目的とする所へ正確に
ピンポイントで振動を伝える為に
如何にして声帯を振動させ、その響きを伝えるのか
ということがここでの課題なのです。

ところでヘッセの「シッダールタ」にも
マントラの発し方についての記述があります。

『すでにして彼は、ことばの中のことばなる「オーム」(唵)を、声を出さずに口に発し、吸う息とともに、声を出さずに自分の中に向かって言い、吐く息とともに、声を出さずに自分の中から外に向かって言うことができた。魂を集中し、明思する精神の輝きに額を包まれて。』(新潮文庫)

このようにマントラも
ただ普通に外に向かって発声するだけではありません。
高校生の頃に同書を読んだ時は
全く意味がわかりませんでしたが
後日ヨーガを修練した際に
なるほどと、大いに頷くことが出来ました。
これは現在、細胞呼吸法のひとつとして指導しています。

11. アジニァー・チャクラ

このチャクラは
眉間と松果体を結んだラインのやや下方に位置し
脳下垂体に深く関わっています。
古来より、第三の目と呼ばれ、それが覚醒したときには
「不可知なものを知り、不可視なものを見る」
とされてきました。
これは1～5番の各チャクラを制御するとともに、
無限の知恵の源と直接繋がっているとも言われています。
メディテーションによるこのチャクラへの刺激は
脳下垂体の活動を促し、人をより直感的にします。

また、このチャクラは
大脳辺縁系、視床下部とその隣接領域にも関係し
脳下垂体のみならず松果体にも影響を及ぼしています。
これは神経的には
自律神経系の調整機能に関与する最高中枢であり
下部の5つのチャクラの機能をもここで調整することから
極めて重要なチャクラだと考えられています。
ヨーガでは、ここが精神の主座であり
基本的な肉体的バランスを調整するとされています。

リードビーター師によれば
「脳下垂体は、物理的存在領域とより高い次元の存在を結びつける
唯一の直接の連結環」(「チャクラ」P94)
ということですが
「唯一」と言う部分には少し異論があります。
なぜならサハスラーラ・チャクラが
ほぼ同義の役割を担っているからです。
それ故、ヨーガではこの両者のムスビを構築するが
大きな課題だと言われているのではないでしょうか。

ところで
「第三の目」（ロブサンランパ著）という本のおかげで
このチャクラには沢山の幻想・妄想が生まれてしまいました。
シャルルボネ現象や臨死体験のケースを見てもわかるように
ヨーガをオカルトのように扱ってしまうと
その本来の素晴らしさを見失ってしまう恐れがあります。
ですから荒唐無稽なオカルト話を鵜呑みにしないことです。

ところでアジニァー・チャクラの位置ですが
比較的簡単に見つける方法があります。
これはマントラを用いる際によく使うテクニックなのですが
舌の先端で、前歯の付け根から上顎の奥に向けて
ゆっくりと触れてゆきます。
そうするとやや膨らんだポイントが見つかるはずです。
そこに軽く舌先をあててください。
僅かに負荷をかけただけでも
脳にはっきりとした感触を得られるはずです。

例えばＯＮＧなどのマントラを使う際は
声帯からの振動を舌先を通じてそのポイントに伝え
そこから骨伝導的にアジニァー・チャクラに響かせます。
その振動を頚骨で受け止めて
１～４番の各チャクラに伝える場合もありますが
いずれにしても、ただ声を張り上げたり
抑揚をつけて詠唱するだけでは
マントラ本来の効果は得られません。
それでよしとするのは宗教の世界であり
ヨーガの技術とは別の話です。

たとえば、キルタンクリヤ系では
頭頂、松果体、脳下垂体、眉間の順で
Ｌフォームという独特な集中方法を採用しています。

これに慣れてきたら
サハスラーラ・チャクラからアジニァー・チャクラへ
それこそミリ単位でより繊細に内観すると良いでしょう。

点から点へジャンプするような移動ではなく
明確な線として両者のリンケージを確立してゆきます。
それが簡単にできるようになれば
逆方向にも自在になります。

脳に対するクリヤやメディテーションは
このアジニァー単体というよりも
サハスラーラとの連携を強化しながら
行なうものがほとんどです。

12. サハスラーラ・チャクラ

このチャクラは
古くから「千の花弁を持つ蓮」とも呼ばれており
頭部のほぼ中央に位置する松果体に関係しています。
これは人間の存在の中心であり、ヨーガの英知は
このチャクラの秘密を解き明かすことによって
獲得できるとさえいわれています。

クンダリーニのエネルギーがこのチャクラに昇りつめると
人は至福の境地に至り、さらに
大自然や宇宙と一体化した感覚を得ます。
また高度に純化された魂が体を離れる時
このチャクラから出ていくとも言われていますが
確かに
この７番目のセンターが、丁度ドアの役割を果たしており
そこから出入りできるようになっているのがよくわかります。

このチャクラは脳全体を制御し、表層意識と潜在意識
そして深層意識を統制しています。
クンダリーニのエネルギーが、アジニァーを経て
サハスラーラ・チャクラまで昇りつめると
このチャクラは強烈な輝きと共に開花し
無意識の深奥に通じ、真に啓発された人となります。
このチャクラは人間にとって
最も重要なエネルギーセンターだといっていいでしょう。

ところで武道の世界でも大変興味深い事例があります。
強烈な光や音を体感する弓聖・阿波研三先生の
「大米の妙音」体験や
合気道開祖・植芝盛平先生の「黄金体」のケース等は
ヨーガから見ると比較的理解しやすい現象です。

植芝翁の場合は
シャルルボネ現象で光を見た、とかのレベルではありません。
“自分自身が黄金体と化し心身共に軽くなった”
といっていますが
これは、クンダリーニの発現に酷似する体験であり
さらに「空」を感得されている様に推察できます。

「天来の妙音」については
弓道を究めた結果到達した境地です。
阿波翁によれば
「目も眩む五彩の中、天地宇宙に轟々たる大波紋が充満した」
ということですが
７番目のチャクラがスパークしたものと思われます。

弘法大師空海が
室戸岬で明星が口から頭の中に入り光り輝いた
と書き残していますが
これはサハスラーラではなく
アジニァーの覚醒であったと思われます。
なぜなら光の強さを太陽ではなく明星に喩えているからです。

ヨーガをやっている人たちがしばしば
「チャクラの光がぼんやりと見える」とか言いますが
本当に体験するとそんなレベルの話ではないのです。

私の経験からいうと
まさに太陽が頭の中心に出現したかのような
スパークと言えるくらいの強烈な光と躍動を体感します。
肉眼で見た太陽を拡大し、さらに
質感と物凄い躍動を持たせたものを想像されて下さい。
それくらいインパクトのある光輝なのです。

もちろん瞑目しているので
「見る」というのは日本語として適切ではありませんが
まさしく見ているのと同様の感覚になるのです。
これは全身のブロードバンド化と感覚の鋭敏性
そして脳の進化という部分に貢献しているはずです。

さてここで
シャクティ・パッドの実際について説明しましょう。
チベットのタントラは元の時代に中国の国教となり
現代まで進化しながら受け継がれてきました。
私も仕事（貿易業）でよく内モンゴルへ行きますが
現地の主な宗教はチベット密教ですので
寺院もチベットと同じく極彩色の壁画がとても綺麗です。

ご存知のようにチベットは戦乱と弾圧で
多くの修行者が国外に散ってゆきましたが
中国北部ではかなり純粋な形で伝承されています。
私は当初バジアン師から
ホワイト・タントリック・ヨーガを習いましたが
タントラについては殆ど中国で学ぶ事が出来ました。

バジアン師はマハンタントリックとして、毎年のように
米国でホワイト・タントリック・ヨーガを指導していましたが
私はご一緒に滞在させて頂いた
広尾のアメリカ経済公使・バトン氏の公邸で
何度も個人指導を受けることが出来ました。
その時の強烈な体験は
今でもまざまざと脳裏に蘇ります。

それは通常のヨーガの技法ではなく
２メートルくらい離れて先生と対面しながら
沈黙と静寂の内に淡々と行われるものでした。

最初に先生は、私の尾てい骨から頭頂まで
そして各チャクラを順に活性化してくれました。
体には直接触れませんが
いろいろな方法でシャクティパッドを受けました。

下から順番にチャクラを振動させられ
最後に脳の中央に
太陽のようなもの凄い光の球体が出現しました。
そういう体験を何度もさせて頂いたのですが
それが後になってどれだけ役立ったことでしょう。
先生には今でも心から感謝しています。

無言の伝承というか、何度も受けている内に
どのようなエネルギーコントロールをされているのか
体感的によく理解することが出来ました。
言葉じゃなくて体で覚えるというのは
こういう事なのだとよくわかりました。
まさに得がたい貴重な経験でした。
ヨーガの深さというか素晴らしさを
身をもって実感することができました。

それまでのヨーガの練習は、余り内観を意識せずに
ただ一生懸命汗を流して頑張っていたのですが
この体験の後からは
内観を重視するヨーガに変わってゆきました。
あの体験を再現する為には
どのようにヨーガの行法をやればよいのだろうかと
常に考えるようになったからです。
それゆえいつの間にか
バジアン先生のオリジナルから徐々に離れ、現在の
"内観を重視する独特なヨーガスタイル"
になったわけです。

その後
仕事で頻繁に訪中するようになってからは
中国の先生方からもシャクティパッドを中心とした指導を
数多く受けることが出来ました。
一番強烈だったのは、北京でのこと。
この先生は特別な方で
一緒にいますと信じられないような出来事の連続でした。
たとえば私の体に直接触れていないのに
悲鳴を上げたいほどの強烈な熱さに襲われ
スシュムナーに沿って背中に
14ヶ所も大きな火ぶくれが出来ました。

翌日痛みに堪えながら帰国したのですが
そのまま成田から東京女子医大の救急へ直行。
かなりの火傷でしたが
担当医によると何やら不思議な状態だったらしく
翌朝もう一度来るように言われました。
次の朝には、なんと４人の先生方が待っていて
火ぶくれの中の水分を採取したり、写真を取ったり
沢山質問されたりで、長時間束縛されました。
息を吹きかけられただけで火傷したと
正直に説明したこともありますが
かなり珍しい火傷だったようです。

一番低いところの火傷は
尾てい骨の少し上に定規で測った様に
くっきりと十字架の形になっており
15年たった今でもそこだけはまだ痕が残っています。

まさに生気系《シャクティ》エネルギーの凄まじさを
文字通り「痛い」ほど感じさせられた次第です。

いろいろな先生方との思い出話を始めると
軽く１冊の本が書けるほどなので
また機会があればご紹介したいと思います。

私の場合、それぞれの道の
卓越した師に出会う事ができてとても幸運でした。
バジアン師や他の優れた先生方は
ただマンツーマンで向かい合って座るだけなのに
いつもビッグ・サプライズの連続でした。

「拈華微笑」の説話をまさに自ら体験することで
真の伝承とはああいうものだという事を
心底実感した次第です。

このシャクティパッドの技術的な原理については
これまでほとんど明かされてきませんでした。
私の知る限り、具体的に書かれた文献は見当たりません。
それ故、本書は恐らくその最初の試みとなります。

あくまで私の経験からですが
シャクティパッドは大別して
２種類（間接的＆直接的技法）あると思います。
どちらのケースでも相手と離れて行ないますので
直に相手に触れることはありません。

まず間接的な技法としては
グルが自身の内部で特定のチャクラを活性化させる事で
弟子のチャクラを刺激する方法です。
これは科学の共鳴共振に似た原理だと思われます。
この場合グルは「無」のパワーを受け取りませんので
タントラではなくヨーガのシャクティパッドになります。

次に直接的技法ですが、更にふたつに分かれます。
第一に「グルの内的パワーを注ぎ込む技法」
第二に「無と弟子をムスぶ技法」です。
前者は、グルの内的なパワーを
「布気の原理」で直接弟子に注ぎ込みます。
これは弟子を浄化する場合と
特定のチャクラまたはクンダリーニを刺激する場合の
２種類があります。
これも間接的技法と同じくヨーガのシャクティパッドなので
グルは心身ともにかなり疲れます。

他方「無と弟子をムスぶ技法」では
まずグルが「無」と合一し
そこからエネルギーを引き出して弟子に注ぎ込みます。
これには、自分に一度受け入れてから送る方法と
自分を介さずに直接弟子に送る方法の２種類があります。
この場合、グルは自らのパワーではなく
「無」に力の源泉を求め、それを活用しますので
これはヨーガの範疇を超え、タントラの領域になります。

つまりどのパワーを使うかによって
シャクティパッドは、ヨーガ系とタントラ系に分かれるわけです。

言うまでもなくタントラ系の方が遥かに高度なので
その難しさは比べものになりません。
恐らく世界中を見渡しても数人しかできないと思われます。
いずれにせよこの一連のシャクティパッドこそ
サッド・グル又はグルのなすべき役割だと言ってよいでしょう。

このようにシャクティパッドにも様々な方法がありますが
タントラ系シャクティパッドの場合
その前提条件はSpiritとBodyの分離です。

この分離が自在にできませんと
シャクティパッドを使いこなすことはできません。

リードビーター師は
「第七のチャクラが活動するようになると、人は十分に意識をもったままで、このチャクラを通って彼の肉体を離れることができる。」（「チャクラ」P100）と言っています。
これについては全く同感です。

自らのパワーだけを使って行なうヨーガ系シャクティパッドは
もちろん力もさほど強くありませんし
質的にも高次とは言えません。
それでいてグル自身かなりの疲労を覚えます。

でも、肉体を離れ「無」と合一しますと
今度はタントラ系シャクティパッドとなり
そこに溢れる無限のパワーを引き出す事ができますので
質的にも高く、パワーも相当なものになります。
ですからグルの条件として
肉体からの離脱が当然求められるわけです。
でもこれは俗に言う幽体離脱ではありません。
幽体離脱は、自身の肉体の位置する空間と
同じ領域でしか起こりませんが
この“分離”では高い次元へと移動することになります。
さもなければ無のエネルギーに通じることはできません。

同師は
「最後の第三の段階に於いて中心エネルギーであるスシュムナーが目覚め、それによって純粋な霊的作用を上から受ける道が開けるのである。」（P47）と述べていますが、
これはまさに
「高次の存在領域」（P47）とのムスビに他なりません。

そしてこれこそが
タントラ系シャクティパッドの前提条件なのです。

ただし、グル自身が
無の領域からの強烈なエネルギーを受け止める際に
もし自らの全身をそのエネルギーで満たしてしまいますと
自身が深いサマディに入ってしまい
シャクティパッドができなくなります。
ですので、クンダリーニの位置で止める必要があるのです。

これはかなりの修行を要しますが
"到達する力"と同じだけ"受け入れる力"を持つ事の
重要性を再認識させてくれます。
リードビーター師がそこまでできたかどうかはわかりませんが
いずれにしても自在に分離する力を身に付けた上で
自分自身が数多くシャクティパッドを受ける以外に
その力の使い方を悟ることはできないでしょう。

スワミ・ヨーゲシヴァラナンダ師は
「魂の科学」(P140)で、次のように書いています。
「たとえ、クンダリニーが目覚めたとしても、それは大抵の場合、その一部が目覚めたに過ぎず、それを完全なものにするには、さらに導師によって力を送り込んでもらうこと(Shakti Pat)が必要です。」
同師は
「私はいかにして真我の知識を得たか」の稿で
彼自身の奇跡的なシャクティパッド体験を報告していますが
同様の体験は
パラマンサ・ヨガナンダ師はじめ他のグル達も語っています。

〈参考〉

インドのジャイナ教でもヨーガは重要な修行法のひとつです。
「ジャイナ教徒は瞑想（ヨーガ）を行なった。ジャイナ教のサンヴァラの概念とパタンジャリのヨーガの概念は、本質的な意味において一致している。」（「ヨーガとサンキャ哲学」P44）
とありますが、かなり昔から
身・口・意の三密を重視していました。

白衣派のヘーマチャンドラ（12世紀）が書いた
「ヨーガ・シャーストラ」には、第5章から第6章にかけて
「霊魂を身体から分離させる術」と
「霊魂を他人の身体に入らせる術」
という大変興味深い記述があります。
ジャイナ教の技法について詳しいことはわかりませんが
私の体験からの理解では
真我（霊魂）を運転活用するには
その前提として、“自己の内に完全に鎮めること”
ができなければなりません。
そして独存状態を確定したのちに
肉体から分離するわけです。
ですからヨーガスートラの説く真我独尊が
最終境地だとは思いません。

ところで
前述の「霊魂を身体から分離させる術」と
「霊魂を他人の身体に入らせる術」は
原理的には共にシャクティパッド能力に直結しますので
とても大事な練習です。
ただ、ジャイナ教の場合はわかりませんが
ヨーガのシャクティパッドの場合は
霊魂ではなくシャクティそのものを動かすことになります。
また、タントラのシャクティパッドの場合ですと

前者の「霊魂」は自らの真我ですが
後者の「霊魂」は神我になります。
つまり「無のエネルギー」を相手に注ぎ込むわけです。
どのチカラを使うかによって当然やり方も異なりますので
そのあたりは特にきちんと学んでおく必要があります。

〈コラム〉 神観とヨーガ技法

インドにおける最高主宰神の考え方について
中村元博士は次のように書かれています。
「宇宙を創造した最高神というものが存在するかどうか、—この問題は、古来、世界の諸文化圏を通じて、哲学者や神学者達が真剣に論議したことがらであった。」(「ヨーガとサーンキャ哲学」P98)
そして次の3パターンをあげています。

「〈i〉若干のウパニシャッドやヴェーダーンタ学派ないしヒンドゥー教諸派では、世界を創造し、存続させ、やがて滅ぼしてしまう主宰神が存在すると考えていた。」

「〈ii〉これに対して、ヨーガ学派、後代のコヤーヤ学派などでは、主宰神の存在を認めるが、それは卓越した精神的存在であるというにとどまり、世界や宇宙を創造したり破壊したりする能力はないと考えていた。この点では、西洋の有神論者とはかなり相違する。」

「〈iii〉さらに、唯物論者たち、仏教、ジャイナ教、ミーマーンサー学派、初期のサーンキャ学派などでは、最高主宰神の存在を認めなかった。唯物論者たちはいかなる神々の存在をも否認した。仏教、ジャイナ教、ミーマーンサー学派などは、多数の神々の存在することは承認していたが、宇宙や世界を支配する主宰神を認めなかった。」

〈ⅱ〉のヨーガ派は有神論的サーンキャと呼ばれていて
初期のサーンキャ学派とは神観が異なりますが
サンキャ・ヨーガ派として両派が結びついた時に
双方で影響し合うことになりました。
その結果、ヨーガスートラに於いては最高主宰神を
「宇宙を支配する機能を持たない存在」
として定義していますが
註釈家ヴィヤーサ（紀元500年頃）は
「最高神には宇宙を支配する機能がある」（P99）
と考えて論じていますので、そうした流れが徐々に浸透し
「９世紀頃にはヨーガ行者たちは根本原質の運動は主宰神に導かれ、
支配されていると考えていた。」（P99）とのことです。

ヨーガスートラは
紀元５世紀頃に編纂されたものですから
註釈家ヴィヤーサの解釈は
ほとんど同時代ということになります。
これは従来のヨーガ派の思想と共に
ウパニシャッドやヴェーダーンタ学派の影響も
受けているように想われますが
それが後世になって様々な矛盾を生むことになります。

「解脱観の変遷」でも書きましたが
ラージャ・ヨーガはそもそも
ヨーガスートラの説く解脱を実現する為に
構築されたものですから
「真我と自性の分離」を究極の目標としています。
一方、ハタ・ヨーガは
シャクティ思想を基礎に置いて行法が体系化されています。
そこではヴェーダーンタ哲学を下敷きとして
クンダリーニ・シャクティをサハスラーラに到達させることで
個人意識と宇宙意識の合一を目指します。

つまり合一による解脱が説かれているわけです。
ハタ・ヨーガ・プラディーピガーでは
「ハタ・ヨーガは、高遠なラージャ・ヨーガに登らんとするものにとって、すばらしい階段に相当する。」(1-1)
「ハタとラヤの方法はすべてラージャ・ヨーガの完成のためにある。」(4-103) として
ハタ・ヨーガをラージャ・ヨーガの準備部門としていますが
それでは合一を達成した後に
分離をプログラムすることになってしまい
その辺りの整合性について矛盾が生じます。

そこでこの点について
技術的な観点から検討したいと思います。
具体的にはハタ・ヨーガ・プラディーピガーの４つの部門
つまり体位法、調気法、ムドラー、ラージャ・ヨーガの内、
本来のハタ・ヨーガの領分としては
体位法、調気法、ムドラーがあげられますが
ここまでで、クンダリーニを覚醒させ
然る後に、ラージャ・ヨーガに進む
という組み立てになっています。

「意をシャクティ（＝クンダリニー）のうちにおき、シャクティを意のうちにおき、[シャクティと意とを合一した上で]、意をもって意（＝覚）を観察して、至上の境地を保持すべし。」(4-54)
「眉と眉の中間にシヴァ神の座がある。そこに意が没入する。この状態こそは、いわゆる第四位なるものであると知るべし。そこには『とき』(死) は無い。」(4-48)

そこで、ハタ・ヨーガの合一を
体内のシャクティとシヴァという個の次元に限定し
一旦宇宙意識に到達させてから
ラージャ・ヨーガにより真我独存に導く、と考えます。

そうすれば、一応の筋道は立つのですが
存在論や神観の観点ではやはり整合性が取れません。
そこでヨーガ学派やヴィヤーサのように
最高主宰神自体の定義を変え、さらに
ウパニシャッドやヴェーダーンタの思想を上手に取り入れて
合一を最終的な解脱に作り変えませんと
この一連の流れの正当性を裏付けられないと思います。

しかしながら
数百年間続いた解脱論の根幹を成す神観と存在論を
そう簡単に変えてしまってよいのでしょうか。

例えばヨーガスートラの技術は
ヨーガスートラの理想（分離による解脱）を達成する為に
編み出されたものであるはずです。
この分離の技術が、果たして
合一の目的にそのまま対応できるのでしょうか。

仏教でも釈迦の主張は、死後ほどなく変容し始め
その後度重なる新しい理論の展開で
全く別の教義になってしまいました。（大乗非仏論）
解脱に至るプロセスや技術についても
その都度変わっていった為に
仏教の名の元に数多くの宗派が生まれました。
そう考えますと、ヨーガにおけるこの程度の変身は
大したことではないと思われるかも知れません。
しかし、ヨーガは本来信仰ではなく技術なのです。

存在論や神観の変更は
技術の方向性や組み立てを
その根底から覆すことになります。

礼拝する対象を
阿弥陀如来から不動明王に変える様な話ではないのです。
この点について20年前くらいにかなり頭を痛めたのですが
その後私なりの考えをまとめました。

ヨーガに、信仰や宗教の教義を持ち込むから
それらの整合性に悩むわけで
もしヨーガを単なる技術として受け止めるならば
それらに煩わされることはないということです。

私の場合、具体的にどうしたかといえば
当時既にチャクラやクンダリーニ、空や虚
そして無との合一・融合をある程度体得していましたから
他の説にとらわれることなく、自らそれらを精査して
自分なりの結論を見つけることに致しました。

特定の団体の修行に拘っていたら
広い視野が持てないので中々難しいと思いますが
私の場合は幸いにいろいろなことをやってきましたので
個々に固執することなく自由な発想ができました。

そしてある程度自分の中でまとめてから
私と同じ体験をし、同じ様に考えた先人はいないかと
多くの文献にあたり、また内外の達人方をお尋ねしましたが
ヨーガに限らず、道家や武術の世界で
何人もお会いすることができました。

それによって
自分が選んできた道が誤りでなかった事を確認すると共に
達人の方々に親しく学ぶ機会が得られたことが
何にもまして嬉しかったです。

元来疑り深い性格のため
私は人から与えられるがままに
何かを盲目的に信ずることができません。
すべて自ら体験しませんと納得できないのです。
ですから他人がつくった宗教や信仰も
素直に受け入れることはできません。

今回はそのような性格が幸いしましたが
結局、どのような理解に至ったのかを
ご説明したいと思います。

私の結論は
分離から合一・融合というプロセスが
最も納得できるということです。

先ず分離の為に、個の内にムスビを確立し
真我の安定を得ます。
そして、心の作用の止滅と純粋観照者の出現を以って
真我を独存させます。
そして次に、無との合一を経て
無種子三昧へ向けて融合に進みます。

また、神観については
有神論無信仰のスタンスに落ち着きました。

ただこの場合の神の性質は
既成宗教つまり、キリスト教やイスラム教、仏教、神道等
の神観とは異なります。
唯一、明治時代の先人が遺した次の考え方に
共鳴するものです。

「神の黙示は乃ち
吾が俯仰観察する宇宙の霊力体の三大を以てす。
一、天地の真象を観察して真神の体を思考すべし。
一、万有の運化の毫差無きを以て真神の力を思考すべし。
一、活物の心性を覚悟して真神の霊魂を思考すべし。
以上の活経典有り、真神の真神たる故由を知る
何ぞ人為の書巻を学習するを用ひむや。
唯不変不易の真鑑実理あるのみ。」

最後の「唯不変不易の真鑑実理あるのみ」という部分には
思わず襟を正してしまうような厳しさを感じます。
そのスタンスならば当然
「何ぞ人為の書巻を学習するを用ひむや」
ということになるでしょう。

信仰なき求道とは
自身と、大自然、無との間に何一つ介在させない事が
基本だと思います。
自然無為の世界こそ、意識に真の解放をもたらし
何一つ作為や余分なもののない境地なのです。
これは信仰ではなく
自らの体験と気付きの積み重ねによって得た結論です。

ですから本書を読まれる方が
私の神観に関する結論を
“そのまま受け入れない”ことを願っています。
なぜならそれではその方にとって信仰となってしまうからです。

原始仏典で釈迦が述べているように
「信仰を捨て去る」ことから始めなければ
自然の美しさすらも色眼鏡で見てしまうことになるでしょう。

自分の鼻で呼吸をし、自分の足で歩くこと。
自分で体験したことから学び、自分の力で自らの本性を知る。

他を盲信するのではなく、真実を見るために
自らの「目を開ける」ことの大切さをご理解頂ければ幸いです。

信仰無きヨーガの世界は
とらわれのない真の自由を得るためのものなのです。

後書き

「ヨーガとは心の作用を止滅することである」(1-2)
「心の作用が止滅されてしまった時には、純粋観照者である真我は自己本来の状態にとどまることになる。」(1-3)

ヨーガスートラによれば
ヨーガはこのように定義されています。
これはヨーガの目的であり、ゴールを指し示すものです。
「心の作用の止滅」と「純粋観照者」
このキーワードにヨーガの全てが集約されているわけですが
私は普段中国的に「止観」という言葉を用いています。

つまり「心の作用の止滅」を「止」に
「純粋観照者」を「観」に、置き換えているのですが
これらは別の見方をすれば
ヨーガを完成させるためのプロセスを表しています。

止を達成した後に
観の領域に踏み入ることが出来るということです。
技術的には内観から外観へ
そして内外の境をなくすことで観に至るわけなので
簡単な道ではありませんが。

瞑想という言葉があります。
瞑目というように
「瞑」という語には「閉じる」という意味があるわけですから
瞑想とは「想い」を閉じることだと解釈できます。
「想い」とは「心の相」です。

例えば家相では、単に建物の間取りを判断するのではなく
その間取りが空間の中にどのように位置づけられているか
つまり方位との関係（置かれている状況）が重視されます。
さらに正確を期すならば
「龍」（エネルギー場から観た地形との関係）や
時間軸の要素なども考慮することになります。

ですから「心の相」も同様で
心の置かれている状況を空間や時間の複合的な視点から
多角的に捉えなければなりません。

そして瞑想とはその全てを自ら「閉じる」ことなのです。
つまり瞑想とはまさに「止」そのものを意味しています。
これまで瞑想とは
「何かを一生懸命に思い浮かべること」
のように思われてきましたが、実際には
それは誤解であって全く正反対の行為なのです。
では正しい瞑想によって
「心の作用を止滅」させたら何が起こるのでしょうか。

佐保田博士は次のように説明されています。
「ヨーガの心境が深まって行った末に、寂静とか空とか或は無想三昧とかよばれる段階に落ち込んだ時、それだけでヨーガの万事が終わるのではなく、その後に全く別個の事態が始まるのです。（中略）ヨーガの修行で心の作用を順々に抑止してきた目的は、この全く別個の境地が出現するための道を切り開くことにあったのであります。」（「ヨーガ根本経典」P33）

これはまさに
意識の解放がもたらす完全な自由と独存を予感させます。
つまり究極の「観」とは
「独存」が導く「純粋観照者」の境涯なのです。

結論を言えば、ヨーガの技法は
とらわれのない真の自由をもたらす為の技術であり
「止=心の作用の止滅」の役割を担っているのです。
それは純粋観照者に至るためのプロセスとして
必要不可欠な要素なのです。

ヨーガスートラでは
坐法、調気、制感は単なる準備段階にすぎず
綜制（凝念・静慮・三昧）すら
無種子三昧の外的部門だと位置づけていますが
それは真我を鎮め、安定させ、独存に至らせることで
純粋観照者を出現させる一連の流れから顧れば
当然だといってよいでしょう。

運動生理学的にヨーガをとらえ
汗を流してヨーガに励んでいるうちは
まだまだヨーガのビギナーにすぎません。
ヨーガスートラが説くように
ヨーガの世界は実に深遠なものなのです。

人間の意識が真に解き放たれ
無との合一・融合を果たしたらどうなるのか？
本書ではその一端を明らかにしましたが
三昧については説明が不十分だと自覚しています。
これについてはあらためてペンをとるつもりです。

自らも気づいていない様々な「才」を引き出す事によって
夢と理想を実現し、人生をより豊かなものにされて下さい。
その為に、ヨーガが少しでも役立てば幸いです。

平成19年2月14日
小山一夫

追補 クンダリーニJPのカリキュラム

2006年は原理系の講座を毎月のように実施しましたので
参加者の方々には、ヨーガの奥深さをご理解頂けた事と思います。
そこでさらに先に進むべく、2007年より新たな試みを加え
カリキュラムを次の３部門に分ける事に致しました。
① 火の呼吸メソッド
② 浄化と解放のメソッド
③ ヨーガ極意講座

それぞれの内容ですが
①は従来の火の呼吸系レクチュアと、その進化系です。
②はラージャ・ヨーガ（顕・密）のメディテーションの講座です。
③はヨーガスートラとムスビ系がメインになります。

１．火の呼吸メソッド

クンダリーニＪＰでは
従来のクンダリーニ・ヨーガと中国の叡智を融合させる事により
原則として全ての動きを、簡化太極拳のような速度で
ゆっくりと繊細に行なうように改変しています。
もちろん固定的なポーズでの火の呼吸も多くありますが
呼吸以外の動きのあるものは、内観を強く意識しながら
ほとんど全てゆったりとした速度で行ないます。

火の呼吸が高速で行なう腹式呼吸である為に
火の呼吸メソッド全体が激しく、体力的にもハードな
アスリート向きのイメージがありますが
実際に練習に参加されますと、実にゆっくりとした動きで
まるで簡化太極拳のような、優しくやわらかな世界だということが
お分かりになることでしょう。

2000種類以上の豊富な技法を駆使して
性別や年齢にとらわれない多様なメニューを用意しているのが
この火の呼吸メソッドなのです。

◆初めての方のための講座
　火の呼吸BASIC、フレキシブルボディ
◆女性向きの講座
　ボディシェイプアップ講座、元気になるヨーガ
◆ヨーガの基礎からじっくりとマスターされたい方のための講座
　火の呼吸短期集中講座
◆ヨーガレベルを高めたい方のための講座
　性力・精力増強プログラム、クンダリーニ研究会
　火の呼吸セットメニュー９種講座、元気になるヨーガ
　チャクラ＆ブレイン

◆肉体改造系の講座

ボディ・リボリューション、心肺機能強化、ブレインウォーク

◆マインド強化・浄化系の講座

強靭マインド入門、潜在意識制御＆ハートチャクラ活性化

◆脳力開発系の講座

健脳塾、鍛脳塾、スポーツ脳入門

◆武術ヨガ系の講座

武術的肉体改造、発勁之練体、合気之練体

◆癒し系の講座

癒しのヨーガ入門

2．浄化と解放のメソッド

“ヨーガスートラの世界を自ら体験する為に、
そしてそれを超えるために”

この講座では火の呼吸やアーサナはほとんど使いませんので、
体力に自信のない方でも大丈夫です。
段階的にメディテーションやシャクティパッドを活用しながら
真の意味で、しかも最短距離で、ヨーガの完成を目指します。

プラーナヤーマからサマディまでを５段階に分け
Step 1 ～ 3 では「調気～静慮」
Step 4 ～ 5 では「凝念～サマディ」をテーマとして
とても精密なカリキュラムを構築しています。

ヨーガの本質というかヨーガスートラの境地を体得する為の
「流派を超えたレクチュア」です。
つまり「これこそヨーガ！」という核心に迫るメソッドなのです。
サマディは遥か彼方にあるのではなく
いままさに手の届くところにあるのです。

「浄化と解放のメソッド」の階梯
Step-1　ヨーガの原点ともいえる熱エネルギーの発現と制御。
Step-2　ラージャ・ヨーガ系の技法によるチャクラの活性化。
Step-3　制感から静慮への特殊な技法。
Step-4　LEVEL-2　凝念から静慮への特殊な技法。
Step-5　LEVEL-2　静慮からサマディへの特殊な技法。
Step-6　LEVEL-3　ヨーガを超えるタントラのサマディを会得。

Step 3 までは、表層意識から潜在意識へかけての浄化を。
プラーナヤーマ、バンドゥ、ムドラー、止観系の技法を利用。
Step 4 と 5 の LEVEL-2 では、潜在意識の浄化を。

ムドラーと止観系の技法だけとなりサマディ体得を目指します。
Step 6 は、 LEVEL-3 になりますので
深層意識の浄化そして真我の独存と解放を目指します。
ここではムドラーや止観すら不要となります。
ただ、私と一対一で対峙し、無為に在るだけ。
そこで何が起こるか、サマディの究極を会得されて下さい。

「浄化と解放のメソッド」概略
ヨーガスートラの時代には、アーサナは安定を得る為のものであり
現代に伝わるような技法は殆ど行なわれていませんでした。
「坐り方は、安定した、快適なものでなければならない」(2-46)
「そのような坐り方は、緊張をゆるめ、こころを無辺なものへと合一させることによって得られる」(2-47)
「その時、行者はもはや寒熱、苦楽、毀誉、褒貶の相対的状況によって悩まされることはない。」(2-48)

ヨーガスートラに於いて
８部門の説明をする段での坐法に関する記述は上記だけです。
アーサナに拘るハタ・ヨーガ・プラディーピガーとは対照的です。
それはつまりヨーガスートラの時代
あのような体位群が特に必要とされていなかった
ことを示唆しています。
ですから佐保田博士も翻訳に際して、同じアーサナという語に
ヨーガスートラでは坐法、プラディーピガーでは体位と
別の訳語を充てられたのだと思います。

ヨーガスートラの流儀に於いては、いくつかの坐法はあっても
それらは積極的にチャクラやクンダリーニに対して
その活性化を促すものではありませんでした。
佐保田博士の分類によれば、顕教ヨーガという事ですが
“肉体的鍛錬ではなく、メディテーション中心の穏やかな方法”
であった事は、様々な文献などからも容易に推測できるところです。

今日ヨーガというと、肉体的鍛錬である程度の成果をあげてから
メディテーションへと進むように考えられていますが
これはプラディーピガーの記述による所が大きいと思います。
「ハタ・ヨーガは、高遠なラージャ・ヨーガに登らんとするものにとって、素晴らしい階段に相当する。」(1-1)

しかしながらハプラディーピガー（16〜17世紀）の書かれた時代は
ヨーガスートラ（紀元５世紀頃)から遥かに後世になります。
もしもハタ・ヨーガにおけるアーサナ等の技術が
ヨーガ完成に不可欠なものだとするならば、1000年以上もの間
ヨーガを完成することは不可能だったことになります。

実際には、ヨーガスートラ自体、サンキャ・ヨーガ派の
600〜700年間にわたる功績の集大成なのですから
隔たりとしては都合1600年以上になるわけです。
ハタ・ヨーガの開発者とされるゴーラクシャ・ナータにしても
13世紀の人ですから、そこには1200年を超える空白期間があります。
ということは
この様な密教ヨーガの厳しい肉体的鍛錬がなくとも
長年にわたって、ヨーガは本来の目的を果たしていたと
考えるべきではないでしょうか。
だとすれば
あのような肉体的鍛錬なくして
いかにしてサマディに至ることができたのか？
なぜハタ・ヨーガのような密教系ヨーガが求められたのか？
この２つの疑問について何らかの答えを出さなくてはなりません。

私は、サッド・グルの存在が
後世のアーサナ等の肉体的鍛錬に期待された要素を
充分に満たしていたと考えています。
よって当時は、あのような練習に時間を費やすことなく
すぐにプラーナヤーマに進めたのでしょう。

つまり顕教ヨーガは
サッド・グルによって生命を吹き込まれるものなのです。
しかしサッド・グルがいつも近くにいるとは限りません。
むしろいない方の確率が遥かに高いでしょう。
その場合、何かがサッド・グルの代わりを務めなくてはなりません。

そこで、誰もがある程度の効果を得られる技術
つまり、密教ヨーガが開発されたと考えられます。
いわゆる密教（タントラ）が５～６世紀に最終段階に入りながら
密教ヨーガの技法が13世紀頃に出現してくるというタイムラグも
その傍証として考えて良いでしょう。
密教ヨーガの成就にはグルの指導が不可欠だといわれています。
私はサッド・グルとグルの違いを次のように定義しています。

サッド・グルは
その存在それ自体を以って、真摯な修行者を真理へと導く。
グルは
技術指導を通して、熱心な修行者に真理への道程を指し示す。

つまりラーマナ・マハーリシや
クリシュナムルティのようなサッド・グルには
アーサナ等は無用の長物なのです。
なぜなら、彼らの一瞥を受けるだけで
修行者の心身に大きな変化が起こるからです。
それは彼らが到達した境涯の高さを暗示するものですが
同時に「顕教ヨーガとは何か？」を顕わしています。
対して、段階的にアーサナなどの技術を指導することで
弟子たちを導くのがグルの役目ですので
サッド・グルとは質的に大きな隔たりがあります。

密教ヨーガは、確かに数多くの技術を提供しています。
その意味では、大変有意義なものであり価値があります。

ですが、ハタ・ヨーガ・プラディーピガーが言明しているように
密教ヨーガは、本来ラージャ・ヨーガへの準備段階でありながら
現実には、それを達成するのに
数十年を要するような状況になっています。
でもそれでは、ヨーガの本命とも言われる凝念以降の修行には
人生の晩年のごく僅かな時間しか充てられません。
なにか本末転倒しているような印象を受けるのは私だけでしょうか。

サッド・グルは
状態に応じて臨機応変に多様なアプローチを採ることができます。
そのサッド・グルの役割を技術によって代用しようとするならば
相当多くのメニューが必要とされるでしょう。
数百年にわたって偉大な先人たちは
ありとあらゆる角度から、開発と検証を繰り返しながら
その不可能とも思える試みに挑戦してきました。
そしてその答えが
今日に伝わる密教ヨーガの技術体系だといってよいでしょう。

しかしながら
その先人たちの努力は新たな問題を引き起こしました。
それは本来手段としてあるべきものが目的と化してしまったことで
人々に誤解を与え、彼らを迷路に誘ってしまったのです。
この思い込みは長い年月にわたっている為
解除するのは容易ではありません。
そこであえて困難を承知の上で
私は、この一連の流れのスタートライン
つまり顕教ヨーガに立ち還り
ヨーガスートラに直接向かい合うことに致しました。

浄化と解放のメソッドは
まさに私の得た結論に基づくこの問題への解答なのです。

「瞑想を行うために意識的にある態度、姿勢をとれば、それは精神の慰みもの、玩具になってしまう。（中略）光明の瞬間には意識はしぼみ去っている。それゆえ光明を経験しようとする意識的努力も、光明についての記憶も、過去の出来事についての言葉を残すだけであり、しかも言葉は決して事実起こったことと同一ではない。時間を超越した啓示の瞬間には、窮極なるものは直接現れる。しかし窮極なるものはいかなる表象（シンボル）も持たず、人格でも神格でもない。」（「クリシュナムルティの瞑想録」P78 J・クリシュナムルティ著　平河出版）

クンダリーニＪＰでは
浄化と解放のメソッドを、Rebirth Programと名付けています。
ラーマナ・マハーリシ師ではありませんが
「私は誰か？」との問いに答えを得られた時
私たちは、禅で言う「見性」つまり本性を見ることになります。
その時が真の誕生だと考えるならば
Rebirth＜再誕＞という言葉は
それほど的外れではないと思います。
「意識下のネガティブな要素を浄化し、真の自由を得るために自らを解放する。アーサナなどに頼らず、ヨーガの原点に立ち還り、究極のサマディを体得する。」
それこそがこの浄化と解放のメソッドの目的なのです。

このプログラムの特徴は次の通りです。

1. さまざまなアーサナやマントラ等はほとんど用いません。汗を流しながら肉体的鍛錬をしている内は、サマディには手が届きません。そこで緻密で高度なメディテーションを駆使すると共に、Step-3からは適切なシャクティパッドを併用します。

2. 信仰や戒律等の宗教的要素などサマディ実現にとって不要なものをすべて排除し、必要最低限のエッセンスだけを練習します。

3．Step-2までは自宅で日常的な練習（5～10分程度）を行ないますが、Step-3からは、それすらも無くなります。なぜならStep-3以降は「場」が重要な意味を持つようになるからです。ですからこちらで用意した場でなければ、練習それ自体が成り立たないのです。
ただ何もしないとレベルダウンするように思われる方々のために、5分程度のサポートメニューを用意していますので、希望者はそれを練習して下さい。

4．Step-3までは、ひとクラスの定員はある程度多くても構いませんが、Step-4は最大でも20人程度、Step-5は10人以内で行ないます。そしてStep-6では、マントゥーマンのレクチュアになります。
それは一人ひとりに対して個別にケアをしてゆかなければならないからです。サマディとは、高度な緻密さと厳格さを経て起こるものなのです。

5．Step-4と5では、沈黙と静寂の中で淡々と時間がすぎてゆきます。ここではムドラーと止観系技法だけになりますが、もはやマントラなどで誘導するようなレベルではないので、技術的にかなりの難しさが要求されます。
ところがStep-6では、一転して「無為」が求められます。つまりムドラーや止観系技法すらも一切無くなりますが、今度は「何もしない」ことの難しさを味わうことになります。真のサマディは、無為にして起こるものだからです。

「瞑想は言葉を反復することでも、まぼろしを目のあたりにすることでも、あるいは沈黙を養うことでもない。数珠《じゅず》や経文は、精神の雑音を静めはしても、結局のところ一種の自己催眠にすぎず、催眠薬を口にするようなものである。」（「クリシュナムルティの瞑想録」P21）

6．Step-1から3までは、それぞれ6回、6回、12回のレクチュアになります。ただStep-4に上がる時には、ある程度質的に出来ていなければなりませんので、Step-3を12回行なえば全員がStep-4に進めるわけではありません。それでも一定の状態にある場合には、Step-4と共に3を再受講する事を条件に、Step-4に進んで頂くことになります。この辺りは、継続して受講せずに間が開いてしまいますと、どうしてもレベルダウンしてしまいますので、できるだけ間隔をあけずに練習に参加されることをお奨めします。

浄化と解放のメソッドは
まさにヨーガの原点ともいえる最も純粋で高度な技術です。
ハタ・ヨーガがラージャ・ヨーガの準備段階であるように
火の呼吸などの肉体的トレーニングは
浄化と解放のメソッドの予備的な役割にすぎません。

もちろん
これまで火の呼吸メソッドのメニューを練習されてきた方には
この浄化と解放のメソッドの階梯に於いても
一日の長ありと言えるだけの蓄積があるはずです。
ただそれは内観を重視してきた場合に限られます。
もしも汗を流して体を動かしてきただけなら
それは体操の範疇にすぎず
浄化と解放のメソッドにはほとんど貢献しないでしょう。

なぜなら浄化と解放のメソッドは
内観の繊細さを高めることからスタートするからです。
しかしながら
このメソッドはそれ自体が完成されたプログラムなのです。
ですからアーサナなどの肉体的鍛錬なくしても
成就できるようなカリキュラムになっています。

Step-1～3までは内観を高めてゆく内容になっていますが
ここでは極限の繊細さが要求されます。
Step-4では内観と外観の充実、そしてその結合がテーマで
自力での「肉体感覚の消失」を目指します。
そして空を体得できたならば、Step-5へ進みます。
Step-5では、一旦空の状態を作ってから、視座を変え
今度は虚を体得します。
これはスシュムナーを拡大して、自らを内包するようにし
さらにマハムドラーの詩に言う
「中空の竹」と化すことで達成します。
受け手としての虚が完成したら
いよいよStep 6つまりLEVEL-3 に進みます。
ここからが沈黙と共に起こる真のサマディの世界です。
2000年以上かけて幾多の先人たちが目指した
究極のサマディを体得されるならば
有形から無形への深遠な世界を知ることが出来るでしょう。

「瞑想は言葉の終わったところからはじまる。思考の器である言葉によっては沈黙は生まれない。沈黙から湧き上がる行為は言葉から生まれる行為とは全く異質である。瞑想とはあらゆる表象やイメージ、記憶から、精神を自由にすることである。」（「クリシュナムルティの瞑想録」P170）

	アーサナ（注①を除く）	プラーナヤーマ（調気法）	バンドゥ（体内操作）	マントラ（振動）	ムドラー（手印）	止観系の技法（メディテーション）
Step-1	○（注②）	○	○	○（注③）	○	○
Step-2	○（注②）	○	○	○（注③）	○	○
Step-3	○（注②）	○	○	○（注③）	○	○
Step-4	×	×	×	×	○	○
Step-5	×	×	×	×	×	×
Step-6	×	×	×	×	×	×

注①……半跏趺座、正座、仰臥（サヴァアーサナ）のみ使用
注②……注①に加え、スパインフレックスのみ使用
注③……「Om」のみ使用

３．ヨーガ極意講座

30年前、私は毎日２～６時間ヨーガに励んでいました。
汗を流しながら長年努力を積み重ねることで
ヨーガが完成するものと勝手に思い込んでいたからです。
ですがある時、ヨーガを上達させるのは
努力の量ではなく、質だと気づきました。
つまり単にエクササイズ、メディテーションなどに励むのではなく
その原理の探求を通して、多くの発見（気づき）を得
技法の質を高めてゆかなければ
ヨーガ技術の向上は望めないのです。
汗をかいて気持ちがよいとか
ウェストを引き締めたいとかの目的で
ヨーガに取り組むのならば、難しいことを考える必要はありません。
アーサナや呼吸法を、ただ先生の指導どおりに頑張れば
事足りるでしょう。
でもその程度の効果を期待するなら、
ストレッチやフィットネスなど
ヨーガ以外にたくさんの方法があるはずです。

ヨーガには数多くの流派がありますが
それはそれぞれの流派の理想や思想上の目標を
達成する為の手段として技法が開発されていった結果です。

現在世界中で
かつてないほど多くの人々がヨーガに取り組んでいます。
ファッション性をもった体操として手軽な運動になるからとか
あるいは気分転換のひとつとしてリラックスを得たいとか
いろいろなウォンツがあると思います。
確かにダイエットにも役立ちますし
ストレスマネジメントにも効果が期待できるでしょう。

また、練習を続けてゆく中で
難しいアーサナができる度にささやかな達成感に包まれて
ヨーガに楽しさを感じることもあるでしょう。
それはそれで結構なことだと思います。
ヨーガにはいろいろな楽しみ方がありますから。

でも命がけでヨーガの技法を開発してきた「作り手」達は
ストレッチやフィットネスで得られる程度の効果を
求めていたのではありません。
人間に秘められた可能性を
あらゆる意味でその極限まで探求する
その目的の元に、2000年以上にわたって多くの天才たちが
生きるか死ぬかのギリギリの努力を積み重ねてきました。
そしてそこで得られた技術をまたさらに検証し
理論付けしながら体系化し効果測定してきた
その結論が現代に伝わるヨーガの体系なのです。
つまり、ヨーガにはとても深い叡智が秘められているのです。
それがダイエット程度に役立てることだけで終わるのでは
あまりに寂しい、と思うのは私だけでしょうか。

「探源」という言葉があります。
これは「源を探る」ことを意味します。
本質を得るためには
その成り立ちから研究するべきだという考え方ですが
私はさらに「探原」という言葉を付け足したいと思います。
つまり「源を探る」とともに
その「原理を探る」必要があると思うからです。
古の天才たちがどのように考えてヨーガの体系を構築してきたか
その表面的な技術だけでなく、各技法に秘められた意味と原理
さらに思想的な背景、文化としての側面などについて
狭い見方ではなく広い視野から探求することで
はじめてヨーガのもつ真の価値を知ることが出来るのです。

クンダリーニＪＰのヨーガ極意講座は、
単に、短期間にヨーガを完成させることを目指している
わけではありません。
自ら気づく、その機会を出来るだけ多く用意することによって
各自がヨーガの真価を得る事を目的としています。
短期間の完成は、目的ではなくその結果なのです。

◆ヨーガ原理講座
　顕・密のヨーガの原理、ヨーガ技法の詳解、武術ヨーガ研究
◆瑜伽之練体講座
　インナーマッスル系、呼吸系、循環系、神経・内分泌系
　エネルギー系
◆細胞呼吸法
　体内操作系、マントラ系、第三の眼の呼吸、松果体呼吸
　アナハタ呼吸、Ｌフォーム呼吸、Ｖフォーム呼吸、脊髄呼吸
　シャクティ呼吸、マニプーラ呼吸
◆ムスビと内観
　内観の階梯、内観とムスビ
◆ヨーガスートラ研究
　ヨーガスートラ講座、浄化と解放のカリキュラム
◆チャクラとクンダリーニ
　各チャクラの研究、チャクラの科学

小山一夫

Kazuo Koyama

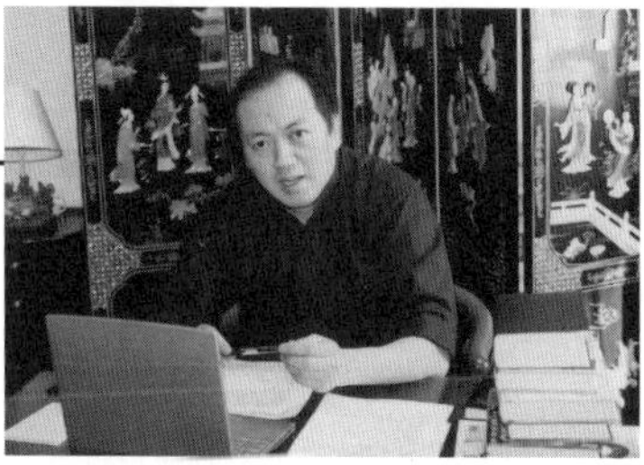

1956年生まれ。東京都出身。クンダリーニＪＰ代表。慶應義塾大学商学部卒業。貿易商として世界各地を回っている。クンダリーニ・ヨーガ、中国養生医学、東洋哲学を30年にわたり研究。ヨーガの技法に中国の叡智を積極的に取り入れ、独自の「火の呼吸メソッド」を確立。現在アスリート、格闘家、武道家などをはじめ幅広く指導している。

著書
『火の呼吸が導く 武術脳でつくる達・人・体』（弊社刊）
『火の呼吸で強くなる』（青春出版社）
『火の呼吸·ヨーガ·ダイエットバイブル』（ベースボールマガジン社）
『火の呼吸·ヨーガ·アスリートバイブル』（ベースボールマガジン社）
『火の呼吸！』（ＫＴＣ中央出版）
『ヨガビューティVol-5』（フリーラン）

ビデオ（DVD）
『火の呼吸・ヨーガ入門』（ベースボールマガジン社）
『火の呼吸・ヨーガ・ダイエットバイブル』（ベースボールマガジン社）
『火の呼吸・ヨーガ・アスリートバイブル』（ベースボールマガジン社）
『火の呼吸・ヨーガ発勁の秘技（上下）』（ベースボールマガジン社）
『火の呼吸』（ベースボールマガジン社）
『火の呼吸ブレスウォーク編』（ベースボールマガジン社）
『火の呼吸・武術ヨーガ・鉄人数見肇への道』（弊社発売）
『火の呼吸・ヨーガ合気の奥義』（弊社発売）

◆ホームページ
http://www.kundalini.jp
http://www.body-mind.jp

ヨーガの極意 The Secret of Yoga
～ヨーガスートラを体験する為に～

2007年４月30日　初版第１刷発行

著　者　小山一夫

発行者　東口敏郎
発行所　株式会社ＢＡＢジャパン出版局
〒151－0073
東京都渋谷区笹塚１－30－11中村ビル
TEL 03-3469-0135
FAX 03-3469-0162
URL http://www.bab.co.jp/
E-mail shop@bab.co.jp
郵便振替00140-7-116767

印刷・製本　図書印刷株式会社

ISBN978-4-86220-255-0　C0010

designer：中野岳人